ペーパーバック版
オン・オフのある暮らし
パーキンソン病をしなやかに生きる

あとうだ としこ　おかだ よしこ　きたむら ともこ

アルタ出版

はじめに －掃除機にみた3人の個性－

　病歴30年を超えるパーキンソン病（Parkinson's Disease：PD）患者3人が集まって本を書き始めた。3人のPDは、若年性PDの中でも特殊なタイプで進行が遅い。だから老齢発症のPDでは考えられないくらいに長くPDと付き合い、現在もなお毎日の生活に挑戦し、また結構楽しんできた。人生の半分以上をPDと共に生き、その間に培った私たちの知恵と暮らしのノウハウはほかのPD患者さんたちの役に立ちはしないか。今後の老人社会、つまり私たちの世代が老齢になったとき、いかにして楽に暮らすかというヒントになるのではないかと考え、筆をとった。

　読者の方々には、この本から生活の知恵として絶対の正解を得ようと期待しないで欲しい。本書はいわゆる「ハウツーもの」ではなく、私たちの生活の中から生まれたヒントである。それぞれの個性を生かしつつ、生きやすいように工夫してきた暮らしがどういうものなのか、感じていただけたら大変うれしい。

　執筆という共同作業の過程でいろいろ面白いことに気付いた。とりわけ興味深かったのは、生活のすべてにおいて三人三様の個性が現れている点である。たとえば、掃除機の選び方をみてみても、PDというハンディキャップゆえに、操作しやすいスティック式を選ぶという共通点はあるものの、実際に購入した商品にはそれぞれのこだわりがみてとれる。

　3人の会話調のまま載せておこう。

A 「掃除機は、軽くて、吸引力が強く、コードレスで、ゴミ捨てが楽なものをと探した結果スティックタイプのものを選んだわ。」

B 「あら、私もスティック式掃除機をインターネットで買ったわ。スウェーデンブランドでかっこよかったの。でも思っていたよりずっと大きくて重いし、肝心の吸引力が弱くてゴミが捨てにくかった。つくづく"みかけ"だけで買ってはいけないと思った。Aさんはどんなのを買ったの？」

——Bは小柄で、日本的なマンションに住む。美しくても大きすぎる外国製の掃除機をもてあまし、掃除を止めて眺めてしまう。

A 「掃除機としては満点とはいえないけれど、軽くて、吸引力は少し弱いかも。ゴミは捨てやすくて格好は普通。安い。ただ、充電が面倒。同じようなタイプでスタンド式になっていて立てておくだけで充電できるのもあると思うのだけど。
家電量販店へ見に行っても格好がいいものは高くて重く、軽さを重視すると吸引力はある程度弱くても我慢するしかない」

——Aは徹底して価格と機能を比較検討し最適の物を選ぼうとする姿勢が身についているようだ。健康な人でもここまではしないような価格と機能の相関関係調査をわざわざ量販店に出向いて行う。

C 「私が買ったのは充電式ではなくコードが付いているけれど、ひどく安かったわよ。いくらだと思う？ 5000円よ！ しかもそこそこ吸引力がある。取っ手を伸ばしてスタンド式にして台所の隅においておくと大変使いやすい。軽くて、ごみが捨てやすく、機能的にシンプルで故障のしようもない。でも製品名なんて記憶にないし、あれ、保証書あったかなあ？」

——Cはとにかく安くなければ納得しない。たとえ機能がイマイチであっても安いというだけでうれしくなる。しばしば「安物買いの銭失い」を実践する。

Bは美しく素敵なものが好きで、自分の求める条件を考えに入れな

かったことが失敗の元。それを反省し、条件を検討し、熟考の末にBが買い直した掃除機はAと同じメーカーのもので、予備のバッテリー付きのものだった。間違ったと思うと潔く撤回するBだが、あの美しくまだ使えるはずの掃除機は今どこにあるのだろうか。

この本のタイトルについて

　PDは進行性の神経難病で、ふるえ、筋肉のこわばり、動作が遅い、姿勢保持障害を主な症状とする。根本的な治療法はまだ無く、脳内で足りなくなっているドーパミンを補う内服治療が主である。しかし、内服治療を続けているうちに薬効時間が短くなって、「オン（薬の効いているとき）」と「オフ（薬の効いていないとき）」を1日のうちに何度も繰り返すようになる。PD患者はオンのときは明るく積極的だが、オフには暗く消極的な気分になり、周囲から二重人格のようにみられることがある。これはPD治療の主体となる薬の副作用ではあるが、治療上欠かせない薬であり、病気がある程度進行したほとんどのPD患者にとって、オンとオフがあるのは避けて通れない。PD患者の暮らしを理解していただくための重要なキーワードである。

もくじ

はじめに －掃除機にみた3人の個性－　3

ともに生きる ················· 13

PDとともに生活するために
　　　　················· 13
1. ポジティブに考える
2. ひとつずつ片付ける
3. やれることは自分でやる
4. 無理をしない
5. 自己管理が大切
6. 準備をしてから
7. できたらやる
8. 思い通りにならなくても
9. 気軽に頼める友
10. 自然体で生きる
11. 病気を語れる友
12. オフを少なく

社会のなかで ········· 17
13. 家に閉じこもらない
14. 病気と症状の説明をしよう
15. 病気を恥じない
16. 「私はパーキンソン病です」
17. 「手を貸して」
18. 電車の中で
19. 遠慮しないで
20. 「にこっ」

21. ボランティア活動

患者同士の交流 ········· 21
22. 集まりに参加する
23. オフ会
24. 趣味や娯楽の共有
25. 進行した患者をみると
26. 他の人の体験が役に立つ
27. ピアカウンセリング

病気についての情報 ········· 23
28. APPLE（明るく生きるパーキンソン病患者のホームページ）
29. 全国パーキンソン病友の会
30. EPDA（European Parkinson's Disease Association）

PD患者とともに
生活する人たちへ ········· 26
31. ほどほどに気を遣う
32. 声のかけ方
33. 患者の気持ちとしては
34. 我慢、気を長くする
35. ほめ上手

住まう · 29

玄関 · 29
36. 小さな椅子をおく
37. 転ばないために

浴室・トイレ · 30
38. ドアをロックしない
39. センサーつきトイレ
40. スリッパとマットはおかない

寝室・寝具 · 32
41. 寝室にトイレを
42. ベッドのほうが使いやすい
43. 軽くてあたたかい布団を
44. 電気敷毛布を使う
45. 立ち上がり方
46. 自立支援ベッド

収納・整理 · 35
47. 整理整頓が苦手？
48. ガラス製品の扱いに注意

49. 重ねずに収納
50. よく使うものは目の高さに
51. キッチン収納
52.「不要な物」は処分
53. 近くにゴミ箱を置く
54. 元の場所に戻す
55. 使う場所の近くに収納
56. 食器洗い機
57. 人といっしょに片づける

設備 · 39
58. キャスターに注意
59. マット
60. クローゼットの取っ手
61. 段差をなくす
62. 夜間の照明
63. アコーディオンカーテン
64. 低すぎるソファーは避ける
65. インターフォン

衣服・身だしなみ · 43

洋服の工夫 · 43
66. 工夫とおしゃれ心
67. シンプル＆ベーシック
68. フードつきレインコート
69. 斜めがけショルダーバッグ
70. バッグへのこだわり
71. やわらかいパンツを
72. ワンタッチ針

洋服を着るとき · 45
73. 楽に着るには
74. 靴下

PD患者の靴 · 46
75. 靴を選ぶ
76. お気に入りの靴
77. ルームシューズ
78. スリッパははかない

79. 5本指の靴下
80. 長い柄の靴べら

身だしなみ ……………… 49
81. ハンカチは2枚以上
82. 汗をたくさんかく場合
83. 乾電池式かみそり（女性用）

口腔のケア ……………… 50
84. 自分にあった歯ブラシを
85. 歯間ブラシ
86. 電動歯ブラシ
87. 事情を知っている歯科医
88. 歯科医の往診

よだれ対策 ……………… 52
89. よだれ対策
90.「嚥下」と「姿勢」を改善する
91. 薬を替えることも
92. セラピストに聞く

入浴 ……………………… 54
93. 石鹸をぶら下げる
94. ポンプ式容器・柄の長いブラシ
95. バスタブの中で体を洗う
96. お風呂掃除も同時に
97. ホテルのバスタブ
98. マットと手すり

食べる ……………………………………… 57

PD 主婦のひと工夫 ……… 57
99. 缶詰よりもレトルトよりも
100. こまめに冷凍しておく
101. 保存食、作りおきの活用
102. 冷凍食品を使う
103. 圧力なべを使おう
104. 出来合いの炒め玉ねぎ
105. 状態に合わせて
106. 電子レンジで下ごしらえ
107. 愛用の電子レンジ
108. 瓶のふたを開けるには
109. 調理器具をうまく使う
110. 掃除しやすいコンロ
111. 食材は宅配で
112. スーパーで買い物
113. 配達サービス
114. 焦げつきに注意
115. 火のそばを離れない

外食をする ……………… 64
116. バイキングに挑戦しよう
117. ハンバーガーショップで
118. テーブルが小さいとき

食事のとき ……………… 66
119. 嚥下障害があるとき

PD 主婦向け
簡単でおいしいメニュー … 67
120. カルシウム補給レシピ

書く・話す 73

書くときのコツ 73
121. パソコンを使う
122. 筆がいい
123. 楽しんで字を書く
124. ボールペンより万年筆

話すときのコツ 74
125. 話し始める前に
126. 顔を見ながら話す
127. 表情もコミュニケーション
128. 落ち着いて話そう
129. 短く区切って話す
130. お互いに忍耐強く
131. わからないままにしない
132. 声のリハビリ
133. 言葉を惜しまない

電話 77
134. 携帯電話は必須アイテム
135. 出先で役に立つ
136. タッチパッドは不向き
137. 無料のIP電話

パソコンの勧め 79
138. パソコンの長所と短所
139. キーボードの使い方
140. 口座の一括管理
141. パソコンで買い物
142. 買い物の失敗

おでかけ・趣味 83

国内旅行 83
143. 保険証・手帳は必携
144. 手帳はありがたい
145. 薬を忘れずに
146. 宿泊先の設備を確認
148. 空港の電動カート
149. 航空機を利用するとき
150. らくらくおでかけネット

海外旅行 87
151. 準備を万全に
152. 薬の飲み方の時差対策
153. 通路側の座席を選ぼう
154. もっていくとよいもの
155.「歩けます」

車の運転 89
156. 不安を感じたら
157. 薬による眠気

障害者のための制度 90
158. 障害者用トイレ
159. 車をとめる
160. 四つ葉マーク
161. 譲り合いマーク

バスや電車に乗る 93
162. 時間に余裕をもって

163. 一歩を踏み出す準備を
164. 切符は取り出しやすいところに
165. Suica を使う

167. カラオケ
168. 書道
169. 植物画
170.「大人の塗り絵」
171. ナンプレ
172. 社交ダンス

趣味の勧め ････････････････ 94
166. 英語

歩く ･･････････････････････････････････ 99

歩行 ････････････････････ 99
173. 歩くということは
174. 横へは行ける
175. 避けたほうがいい場所
176. 背筋を伸ばして
177. リズムも大事
178. 腕を大きく振り、下をみない
179. 歩くことに集中
180. 腕の振りでわかる
181. 軽いオフのときに歩くには
182. オフでも歩いてトイレへ
183. モデル気分で歩く
184. 患者と歩くときには

杖の選び方 ････････････ 104
185. 折りたたみ杖
186. 私の杖①
187. 私の杖②

188. 雨の日には杖がすべる
189. 2 本の杖で歩く

すくみ足 ･･････････････ 106
190. すくんだときどうするか？
191. 薬との関係を考える
192. すくみの対処

転倒を避ける ･･････････ 109
193. 転びそうな日の外出
194. 転んでも…、骨折の防止
195. ヘッドガード

電動カート・歩行器 ････ 110
196. 電動カートで外出
197. 歩行補助車
198. シルバーカー・ショッピングカー
199. 福祉関連機器のお試し貸し出し

運動する ････････････････････････････ 115

運動、リハビリ ･･････････ 115
200. PD のための運動
201. Wii®の勧め

202. 寝返りのための運動
203. 朝、腰が痛いとき
204. 通所リハビリ

205. 音楽療法

ヨガ（ヨーガ）・・・・・・・・・・・・ *118*
206. だれにもできるヨガ
207. 深呼吸で緊張を解く
208. よい姿勢になる

薬のこと ・・・・・・・・・・・・・・・・・・・・・・・・・・・・・・・・・・ *123*

薬の管理 ・・・・・・・・・・・・・ *123*
209. 調剤薬局を決めておく
210. 処方箋をファックス
211. 薬の保管場所
212. 薬の保存方法
213. ピルケースに入れる
214. 薬の予備

薬の副作用 ・・・・・・・・・・・ *126*
215. 飲み続ける薬
216. 急に症状が悪くなったら
217. 副作用について聞いておく
218. 入院の必要なとき
219. 幻覚・妄想

薬の飲み方 ・・・・・・・・・・・ *128*
220. 錠剤が飲めないとき
221. 薬を理解する
222. 処方をノートに貼る
223. 主治医と相談する

224. 薬の量
225. 薬を割りやすく
226. 薬をハサミで切る？！
227. 毎日違って当たり前
228. 薬の調整のために
229. 薬の特徴を知る

医師との付き合い方 ・・・・・・・ *133*
231. 最後にしてもらう
232. 話し合える関係
233. わかるように話す
234. 書いて持っていく
235. 近くのかかりつけ医

３人の個性がここにも
…ピルケース ・・・・・・・・・・・ *135*
236. 変わっていく好み
237. 機能と美しさを求めて
238. ３段階式セットシステム

体のこと ・・・・・・・・・・・・・・・・・・・・・・・・・・・・・・・・・・ *139*

睡眠の工夫 ・・・・・・・・・・・ *139*
239. 睡眠障害
240. 眠くて困ったときは
241. Take it easy（気楽に行こう）

242. 眠りやすくする
243. 寝言を言う

便秘の対策 ・・・・・・・・・・・ *142*
　244. みかんがお勧め
　245. 便秘の解消に

冷えに対する工夫 ・・・・・・・ *143*
　246. 寒いときには

床ずれ ・・・・・・・・・・・・・ *143*
　247. 床ずれの予防

248. 早めに処置をする

記憶力の維持 ・・・・・・・・・ *145*
　249. 記憶力の衰えを補う
　250. 記憶力の維持
　251. 思い出したらすぐに実行
　252. 決まったやり方に従う
　253. 携帯電話のアラーム
　254. パソコンで管理

介助・介護 ・・・・・・・・・・・・・・・・・ *147*

サポート ・・・・・・・・・・・・ *147*
　255. サポート
　256. 患者同士
　257. いっしょに歩くとき
　258. 移動サポート
　259. 大切な人たち

介護保険 ・・・・・・・・・・・・ *150*
　260. 介護保険と自立
　261. 助かること
　262. デイサービス
　263. デイサービスの性格
　264. 介護保険の利用

緊急時 ・・・・・・・・・・・・・・・・・・・・・ *155*

　265. 連絡先を明記しておく
　266. リストバンド
　267. 薬の予備

　268. 非常時の病院へのかかり方
　269. 家族に薬のことを知らせておこう

語句説明 ・・・・・・・・・・・・ *157*
著者自己紹介 ・・・・・・・・・ *158*

ともに生きる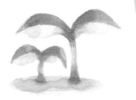

　PDのように「動くこと」が障害され慢性的に進行する病気になると、生活は大きく変わってしまう。いままでできていたことができなくなり、治らない病気になったという衝撃は大きい。すべてに意欲をなくすのは無理もないが、私たちには「今のこの人生」しかない。別の人生と取り替えることはできない。

　病気であっても人生のすべてを諦めることはない。日常生活を少しでも楽にして、いきいきとした毎日を送りたい。症状や体の状態にあわせて生活できるように頭を使おう。

　家族や友だちとの関係を大切にし、自分らしく生きよう。こう考えることができるようになったとき、今のこの人生が「かけがえのない私の人生」になる。

　PDでも素敵な生き方ができる！

PDとともに生活するために

1. ポジティブに考える

　ものは考えようだ。同じことでもいいほうに受け取れば明るくなるし、悪いほうに取ればどんどん暗くなってしまう。PD患者はどちらかというと暗いほうに考えがちだが、できるだけ明るく考えるようにしよう。

　明るく元気な人といると自分も明るくなれるし、元気をもらえ

る。人に元気を与えられるような人でいたい。

2. ひとつずつ片付ける

　PD患者はいくつものことを同時進行の形で進めることが苦手だ。そのため、あまりに多くのことに手を出してしまうとパニックに陥る可能性がある。

　また、一度にいくつものことをしようとするとどれも中途半端になる。やらなければいけないことの優先順位をつけ、重要なものから順番にひとつずつ片付けていくようにする。

3. やれることは自分でやる

　何でも他の人に頼むわけにはいかない。自分でできることは自分でやるようにすると、自分でできたという達成感が自信につながる。

　すべての機能がなくなってしまうわけではない。自分を生かす道、自分を必要としてくれる場所がどこかにあるはずだから。

　小さなことでも、いつかは大きく花開くことがあるかもしれない。

4. 無理をしない

　すべてを自分でやろうとすると背負いきれないことがある。無理だと思ったら、ほかの人に頼んでみよう。PD患者はストレスに弱いということを理解して、自分のこなせる範囲を超えてたくさん抱え込まないようにする。

5. 自己管理が大切

　病気についての正しい認識のもとに、生活や薬の管理など、自分で自分を管理する姿勢が必要だ。自分のできる範囲を知り、疲れた

ら休むなど、無理をしないようにしたい。

　自分を管理できないために周囲に迷惑をかけることはよくある。少なくとも自分の体調を整えることに最大の注意を払おう。

6. 準備をしてから

　物事を始めようとするとき、あらかじめ準備できることは準備しておくほうがいい。PD 患者はとっさのときに慌てたり、驚いたりしてしまうことが多く、瞬時に判断して沈着冷静に行動することが苦手なのだから。

7. できたらやる

　まず、以下のことを周囲の人にも分かってもらおう。オンのときとオフのときでは、自分に対する自信がまったく違い、オンのときにはやれると思ったことでも、オフのときには「やれないかもしれない」と不安になってしまうことがある。この不安感が落ち込みへのサイクルの第一歩となる。

　そのため、オンのときに引き受ける仕事は、十分に余力をもって、できたらやるという程度のことに留めておく。目いっぱいのことを引き受けてしまうとあとでつらくなる。

8. 思い通りにならなくても

　すべてが思い通りになることはあまりない。だからこそ、できなかったことを悔やむのではなく、できたことを喜ぶ気持ちを大切にしたい。

　「あれもできない。これもできない」ではなく「あれはできなかったけれど、これなら自分でもまだやれる」と考えるようにする。

　身体の機能は失われる一方ではなく、エクササイズを続けることで機能を維持し、むしろ以前よりもよくなることもあるのだから。

9. 気軽に頼める友 🍌

たとえば朝、薬を飲んでもゴミ出しの時間までに効いてこないことがある。そんなとき「悪いけどゴミ出してくれない？」と頼める人が近くにいると気分的にも楽になる。そう思うだけで薬の効きもよくなるような気がする。

10. 自然体で生きる 🍎

いろいろなことが起こる毎日、いいことばかりではない。つらいこともときにはやってくる。それを受け止める自分の身体はPDなのだから、普通の人より早く年老いていく。しかし、悲観的になってはいけない。年齢とともに、それ相応の知恵も備わっていくのだから。自然体で、毎日楽しく生きていこう。

11. 病気を語れる友 🍌

いろいろとつらいことの多い日常のなかで、自分と同じような年齢・病歴の「友」はかけがえのない存在だ。ときには愚痴を聞いてもらい、ときには慰め合い、またあるときには励まし合って、そういう「友」がいるから明るく過ごせるのかもしれない（感謝！）。

12. オフを少なく 🍌🍒🍎

オフの時間にはどうしても暗くなりがち。動けないから考えることしかできず、悲観的な考えばかり頭に浮かんで来てしまう。それを避けるには薬の効いている時間を長くすることが一番ではないだろうか？　主治医と相談し、薬の種類や飲み方を工夫してできるだけオンの時間を長くするように努力してみよう。

オンオフのある暮らし「ともに生きる」

コラム　ラッキーマン

「(この神経系の病気にならなければ、)これほど深くて豊かな気持ちにもなれなかったはずだ。だから、ぼくは自分を幸運な男(ラッキーマン)だと思うのだ」(マイケル・J・フォックス 著、入江真佐子 訳、『ラッキーマン』、ソフトバンクパブリッシング、p.7、2003年より引用)。

アメリカの俳優マイケル・J・フォックスは自伝「ラッキーマン」を出版し、自分がPDであることを公表した。その後、彼が設立したマイケル・J・フォックス財団は多くの寄付を集め、再生医療を中心にPD治療研究の助成に貢献しているほか、2009年には彼は「Always Looking Up (いつも上を向いて)」を出版した。遠く海を隔てた向こうの国で彼が生きる様は私たちを励ましてくれる。

今回、この本を出版しようとしたきっかけも、私たちが彼に励まされてこうして暮らすのと同じように「ここに私たちがいる！」と声を上げることで、何人かの患者を励ましたいと思ったからだ。

Michael J. Fox Foundation (マイケル・J・フォックス財団)
http://www.michaeljfox.org/index.cfm

社会のなかで

13. 家に閉じこもらない

　　PD患者だからといって外出を避けることはない。家に閉じこもっていないで、食事に出かけたり、患者の集まりに参加したりしよう。

　　すくんだり、転んだりするのを恐れて外出をしないで生活していると、出かけるのがますます怖くなってしまうかもしれない。1人での外出を不安に思うなら、介護者といっしょでもいい。なるべく混んでいない時間を選んで出かけるようにするとよい。

14. 病気と症状の説明をしよう 🍒

　PD 患者以外の人と付き合うには、PD がどういう病気でどんな症状があるか、そういう症状が出たときにどうしてもらいたいか、話しておいたほうがよい。

　そうすれば、安心してゆっくり話せるし、自分らしく人と付き合える。

15. 病気を恥じない 🍒

　病気や症状は恥ずかしいことではないという認識をもつ。病気を引け目に感じていると、言葉もはっきりしなくなって落ち着きがなくなってしまう。そして何よりも本来の自分をわかってもらえない。

16.「私はパーキンソン病です」🍎

　私は決して病気を隠さない。他人には分かるからだ。先日、骨盤体操教室の終了後インストラクターに「私は PD 患者です」と言いに行ったところ、「ああ、どこか体が動かないと思っていました」と言われた。そして私の顔と名前を真っ先に覚えてくれて、3 回目には「立って行う体操のときには、念のためアシスタントをうしろに立たせておくから安心してやるように」と配慮してくれた。

17.「手を貸して」🍒

　これは患者に限ったことではないだろう。自分にできないことがあって助けを必要とするなら、それをはっきり言えることが人間関係において重要だ。手を貸してくれるよう頼むことは失礼でもずうずうしいことでもなく、当たり前のことではないだろうか。

　たとえば 1 人で歩くのが不安なとき、いっしょにいる人に「腕を貸してください」と言う。私たち患者に手を貸したいと思っていて

も、どうしたらいいのかわからない人もいる。そういうときに「…を手伝ってください」と言うことは、お互いの理解につながる。

18. 電車の中で

　私は2、3駅しか乗らないときには座らないようにしている。ドア付近に立っているほうがスムーズに降りられるからだ。ドア脇のバーを確保するために「すみません、私は足が悪いので、そこを空けてくださいませんか？」と言うことにしているが、一度も断られたことがない。

19. 遠慮しないで

　PDであること以外は普通なのだから、私は自分の希望は遠慮しないで言うようにしている。
　たとえば、以前ともに英語を学んでいた人たちがロンドン行きを計画していたが、病気を気遣ってか、だれも私に行きたいか尋ねなかった。思い切って「私も行きたい」と言ってみたところ、仲間に入れてくれて、1997年、初めてロンドンに行くことができた。向

介護から

「ありがとう」

　父（PD患者）はもともと口数が少なく、「ありがとう」と気軽に言えない人でした。ある日、私は父に「ありがとう」と言って欲しいとはっきり伝えました。
　それからというもの、頑固だった父が「ありがとう」と気軽に言ってくれるようになり、私は優しくなれました。感謝の言葉が欲しいわけではないけれど、「ありがとう」で報われ、次につながることってたくさんあると思います。

こうにいた友だちは赤十字から車いすを借りて待っていてくれたが、ほとんど使わずに済んだ。遠慮していては人生を楽しめなくなる。

20.「にこっ」

　道で転びやすくなった身としては、「にこっ」「smile」これが武器よ！

　転んで人が寄って来ても「にこっ」、何があっても「にこっ」、これでだいたいはOK！さらに平然として「私に手を出さないでくださいね」と言って「にこっ」。それから立って「すみません。私はPD患者です。私の場合は1人で立ち上がったほうがいいのです」と言えれば最高だけど、そうはいかないときもある。

21. ボランティア活動

　PD患者でも気持ちに余裕があればボランティア活動に参加しよう。いろいろな形での参加の仕方がある。たとえば、PD患者の送迎を自家用車で手伝う活動をしている患者もいる。私は地元の留学生支援組織"KIND"に参加している。普通の人と同じようには働けないかもしれないが、多少は役に立ちたいと思っている。

参考
　KIND：留学生交流ボランティアグループ（Komaba International Friendship Club）
　東京都目黒区駒場の留学生会館に滞在する留学生を支援し、国際交流を図るボランティアグループ。毎年、ウェルカムパーティや留学生を家へ招待するホームビジットなど、さまざまな行事を行っている。

患者同士の交流

22. 集まりに参加する

　全国パーキンソン病友の会は、ほとんどの県に支部がある全国組織だ。各支部では講演会や他の患者との親睦を深めるレクリエーションなど、さまざまな催しが企画されている。また、趣味の会、運動をする会、集まって話す会、カラオケの会など、患者の小グループはあちこちの地域で活動しているので、それらに参加してみるのもよい。

23. オフ会

　ウェブ上の掲示板に集まった人たちがパソコンを離れて顔を合わせるオフ会というのがあり、PDについて話し合う集まりもときどき開かれている（PDで薬の効かないときの「オフ」とは意味が違うので注意）。パソコンや携帯電話を使えるなら掲示板に書き込んだり、ほかの患者さんのブログ（インターネット上で公開している日記）を読んでみたりするのもよい。

24. 趣味や娯楽の共有

　同じ趣味をもつ人たちとの会話は楽しい。同じものに興味があると、それだけで仲間意識が芽生える。お互いを高めあい、落ち込まないで楽しい毎日を送るためには大事なことである。

25. 進行した患者をみると

　患者同士の集まりに参加すると、どうしても自分よりも症状の進んだ患者さんを目にすることになり、「自分もいずれそうなるのか」と落ち込んでしまいかねない。しかし、自分よりも病歴の長い患者

さんと話すことによって得られるものも多い。

　PDの症状はなかなか他の人に理解してもらえないところがあるが、患者同士だからこそわかり合えること、相談できることはたくさんある。

26. 他の人の体験が役に立つ

　長く付き合わなければいけない病気だが、診断されたときの落ち込みやその後起きてくるいろいろな問題など、さまざまな経験談を聞くことで、自分だけが辛いわけではないという気持ちにもなる。また、経験に基づく話は実際の日常生活の中で役立つものが多い。

27. ピアカウンセリング

　「ピア」とは同僚や仲間のこと。同じ病気をもつもの同士が自らの経験に基づいてほかの患者の相談に乗り、問題解決への道を探ろうとするのがピアカウンセリングで、近年障害者を中心に行われるようになってきている。

　相談者の気持ちに十分に共感できることで、相談者が癒され、カウンセラーが傾聴（相談者の話に耳を傾け、相談者の悩みをそのままに受け止めること）と情報提供を行うことによって、相談者が自信をもち、自分で物事を決定できることを目的としている。

　最近ではPD患者同士でもピアカウンセリングが行われており、講習を受けた患者がカウンセリングに当たっている。

> **コラム　Public Diseaseと蚤（ノミ）の心臓**
>
> PD は身体の動きが人目につくため "Public Disease" とも呼ばれる。緊張すると手がふるえ、体がこわばる。社会で嫌な思いをしたり、恥をかいたりして、家に閉じこもり気味になりやすい。そういう経験がトラウマになり、健康なときには毛が生えていたはずの心臓も、やがて毛が抜け落ち、蚤の心臓へと小さくなっていく…。
>
> このようなみじめさから自分を救おうとしていろいろ試みる。無駄なトラウマをつくらない賢さを身につけたり、また、思い切って一歩を踏み出す勇気も解決策の一つかもしれない。夜明けごろ、人気のない散歩道で、大声で歌を唄いつつ腕を振って歩く PD 患者の雄姿はそんな姿勢の象徴だ。

病気についての情報

28. APPLE（明るく生きるパーキンソン病患者のホームページ）

　　APPLE（Active Parkinson's Patients' Library on E-net の略）は、PD 患者と家族がつくり運営する患者のためのウェブサイト。

　症状・薬のことなどの「医療情報」、最新情報を載せる「ニュース・ダイジェスト」、「障害年金 Q&A」ほか福祉のページ、読者が自由に投稿できる「Apple カフェ」、PD 専門医に質問できる「Ask the Doctor」、「DBS 専用掲示板」、若年性患者の日々思うことをつづる「Message from Almond Part2」など豊富な内容となっている。私たち著者の活動の母体でもある。ぜひ一度のぞいてみて！

　　http://www9.ocn.ne.jp/~pdiyasi/　（「APPLE　パーキンソン」で検索！）

29. 全国パーキンソン病友の会

　全国パーキンソン病友の会は、PD患者の全国組織。友の会のウェブサイトによると、「すべてのPD患者は人間としての尊厳を侵されず、医学の進歩研究に寄与するとともに、療養生活の質の向上と社会啓発活動、相互の支援、親睦、および国内外の関係諸団体との交流を図り、PDの根絶を目指して活動すること」を目的とし、患者、家族でつくられた、自主的に活動を行っている団体である。

　ここのウェブサイトには「全国支部問合せ先」が載っているので、詳しいことは自分の住んでいる都道府県支部に問い合わせてみよう。

　http://www.jpda-net.org/index.php （「パーキンソン　友の会」で検索！）

表　全国パーキンソン病友の会連絡先一覧

本部	〒165-0026　東京都中野区新井 3-1-11　パールシオンB1　TEL 03-5318-3075　FAX 03-5318-3077　E-mail jpda@jpda-net.org					
支部	北海道・東北	北海道 011-512-0014 青　森 017-781-8506 岩　手 0198-24-8615 秋　田 018-823-6233 宮　城 022-378-7705 山　形 023-684-0716 福　島 024-557-1495	甲信越	山　梨 055-254-0929 長　野 0267-62-1315 新　潟 025-266-0251 富　山 076-423-0188 石　川 076-258-4025 福　井 なし	中国・四国	広　島 082-871-3330 岡　山 086-276-8282 島　根 0853-22-9353 鳥　取 0859-38-6986 山　口 0832-56-2066 徳　島 0884-27-1691 香　川 087-889-5453 愛　媛 089-931-0862 高　知 050-3673-0190
	関東	茨　城 0299-22-5580 栃　木 0288-26-3732 群　馬 027-221-2066 埼　玉 04-2949-2865 千　葉 047-343-3639 東　京 042-348-3725 神奈川 045-788-4849	東海	岐　阜 0574-26-2594 静　岡 054-364-2290 愛　知 050-3335-4970 三　重 059-374-0970	九州・沖縄	福　岡 092-844-1777 大　分 097-552-7256 佐　賀 0952-68-3997 長　崎 0956-33-8576 熊　本 096-369-8625 宮　崎 休会中 鹿児島 099-223-2917 沖　縄 098-850-3699
			近畿	京　都 075-791-0987 滋　賀 074-882-2626 奈　良 074-357-7072 大　坂 06-6872-5592 兵　庫 078-334-3688 和歌山 073-492-2522		

2009年7月現在

30. EPDA (European Parkinson's Disease Association)

「PDを理解することが生活を高めることにつながる」という姿勢で、病気・薬・介護・リハビリなどについて多くの情報を載せているヨーロッパパーキンソン病協会のウェブサイト（英語）。

PDについては先駆的存在のヨーロッパの状況を知ることができる。

http://www.epda.eu.com/　（「EPDA」で検索！）

コラム　ヨーロッパの患者たち

EPDAの会合にはヨーロッパ各国から患者たちが参加する。初日の登録で前回知り合った患者やスタッフと抱き合って、久しぶりの挨拶。夕刻からはディナーとダンスが始まる。ホテルの部屋でちょっとドレス・アップしていざ広間へ。まるでPD患者じゃないみたい。廊下で出会う人は、転ぶのを見て"目くばせ"のような笑みを浮べる。ああ、患者か家族なのだ。バンドが演奏するビートルズの曲に、自然に身体が動きだす。これがダンスの原点。不思議なことに転ばないし、バランスも崩れない。

友だちになった患者が誘ってくれた役員のパーティは、北イタリアの湖に浮ぶ小さな島で開かれた。そこではアフリカ系医師のダンスの上手さに眼を奪われ、私も記者や理学療法士（Physical Therapist：PT）、それになんだかわからない人とも踊った。リトアニアの患者とは杖の話をし、ウェールズの患者とは行動をともにし、イタリアの患者には「Duodopa®（デュオドパ）」の感想を聞いた。アイルランドの患者からは、すくみに効果があるという新しいDBS（脳深部刺激術）のことを聞いた。

ウェールズの患者は自分の経済状況を数字を挙げて説明し、ちゃんと暮らせると胸をはった。イギリスからきた看護婦は英国の医療制度がいいことばかりではないという。2001年に初めて会ったフランス人のDBS体験者はパーフェクトにみえた。術後5年過ぎても薬を一切飲んでいないと後で書いてきた。

ヨーロッパの患者との交流は新しい薬や治療法、異なる社会制度や生活上の考え方など、たとえつたない英語力であっても、いつも新たな収穫と刺激がある。

PD患者とともに生活する人たちへ

31. ほどほどに気を遣う

　家族にはほどほどには気遣って欲しいものの、あまり病人らしくしたくない。その辺の微妙なところが…。

　たとえば、転んですり傷を作ったことを気づかれたくない。でも2, 3日も全く気付かれないのもがっかりだったりして…。

> **介護から**
>
> **やりすぎない勇気**
>
> 　症状が進み、父（PD患者）の動作がゆっくりになりました。父の時間と私（介助者）の時間の流れ方が違うだけで、自分と相手を同じ尺度では測れないことを実感しました。
> 　私のペースにしようとすると、父ができることにも手を貸したくなるものですが、手を貸しすぎると父のできることが減ってゆくかもしれません。毎日のことなので、できないことは手伝いましたが、私は気配を感じる程度の距離を置いて、やりすぎないように心がけていました。また、父が自分の生活を管理しやすいように環境を整えました。

32. 声のかけ方

　患者が転んだときやすくんだときなど、多くの場面で周囲の人は「大丈夫？」と声をかけることが多い。以前、「この声掛けがいいか？　もっと他の適切な声掛けがあるのではないか？」と議論になったことがあった。

　「大丈夫？」と聞かれると「大丈夫よ」と答えざるを得ないような感じがしてしまい、「助けましょうか？」というのも変だ。だからといって「どうしたの？」「何か手伝いましょうか？」と聞かれ

ても、詳しく説明するだけのゆとりがないこともある。
　やはり、「大丈夫？」しかないのかしら？

33．患者の気持ちとしては

　転んだとき、不必要に大騒ぎされるのは困るけれど、だれも何も言ってくれないというのもさびしい。それでは転んだ甲斐がない（？）ような気になる。心から気遣ってくれる言葉や態度は、ひざの痛みも心の衝撃も和らげてくれる。

34．我慢、気を長くする

　夫にPD患者と生活するためのコツを聞いてみたところ、「我慢」と「気を長くすること」ですって。
　主治医が介護職の方に言っていたことは「寛容」と「ほめること」だった。これって私たち患者が子どもみたいだということかしら。体の動きや反応、頭の回転などが遅かったりできなくても、大人としてのプライドがあるから、子どものように扱われたくはないと思う。

35．ほめ上手

　ほめられて悪い気がする人はまずいない。特にPD患者はどうもほめられるのを好むらしい（本当かどうかは定かではないが…）。
　少なくとも私の場合、ほめられるとうれしくなって、さらに張り切ってしまう。患者にとっては、自分の限度を超えて頑張りすぎて後でドッと疲れが出るということになりかねないのだが…。家族にはおだてに乗りやすいPD患者という風に映っているのだろうか？

介護から

心にゆとりを

　1人で父の介護^(注)を抱えていたときは、自分を見失い、精神的に余裕がありませんでした。私が充実した生活を送れるようになり、心にゆとりができて、初めて父を理解できたのではないかと思います。
　わが家の場合、ガンを患う母や夫と2人の息子がおり、父だけを見ていたわけではないためか、「PD患者としての父」を意識したことはほとんどありませんでした。家族が多いというのは大変なこともありますが、救われることもありました。
^(注)「介助」と「介護」について：「介助」は自分でやる能力がまだ残っていて、それを補う意味で手助けすることで、「介護」は自分でできなくなって、他の人が世話すること。振り返ってみると、「介助の時期」は父のできないことを「手伝って」いましたが、精神症状（幻覚・妄想）が現われ、薬を減量してから「介護」になったという実感です。

住まう

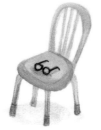

　住まいの工夫次第で生活がしやすくなる。PD患者は歩行障害やバランス障害があり、さらにオフのときには動きが悪くなる。そういう意味からもできるだけすっきりとした危険のない快適な住まいで生活したい。

　また、すでにさまざまな設備が私たちのために開発されていることを知っておくべきだと思う。ときに応じてこのような便利なものを活用して生活が楽にできるようになれば、心に余裕もできるだろう。

玄関

36．小さな椅子をおく

　　立ったまま靴を履いたり脱いだりすると姿勢が不安定になる。手すりの他に、玄関にスペースがあれば、靴を履くのにちょうどよい高さの椅子を置いておくと安心だ。外から帰ってきたとき、玄関で一度椅子に座って休むこともできる。

　　あまりに小さい椅子では安定性に欠けるし、大きすぎると邪魔になる。あなたの家の玄関にちょうどよい大きさの椅子を探してみてはいかが？

37. 転ばないために

　たたきから廊下へ一段上がる際、ちょっとした手すりがあると手を添えられて安心できる。また、玄関に脱いだ靴がたくさんあったりすると、ひっかけて転ぶ可能性がある。靴がすべて収納できる余裕のあるシューズボックスがあれば理想的だ。

　また、玄関のスペースが十分に広ければ問題ないが、狭い場合には傘立てをおくと邪魔になる。もし玄関ドアが金属製ならマグネット式の傘立てをつけたりして、工夫次第で狭い玄関も広く使うことができる。

浴室・トイレ

38. ドアをロックしない

　浴室のドアをロックしたまま、中で動けなくなってしまった場合には、他の人が手助けしようとしても中に入ることができない。一

介護から

ドアは外開きが好ましい

　日本家屋のトイレは狭く、座るときはターンしなくてはいけません。症状が進み自分でターンできなくなった場合、介助が必要になります。
◆トイレのドアが外開きの場合
　・トイレ内のスペースがほんの少しだが広くなり介助しやすい
　・事故（トイレの中で転倒）が起きた場合、助けやすい
◆トイレのドアが内開きの場合
　・トイレのドアは完全に閉めないで、すこし隙間をあけておくと安全
　・事故が起きた場合、転倒した患者でドアが開かなくなることがある

般にユニットバスの入り口はガラスではなくて薄手のプラスチック板がはめ込んである。いざとなったら、割って中の人を救出できるようにということだろう。トイレのドアも同様に、ロックしないほうがよいのかもしれない。

39. センサーつきトイレ

トイレのドアを開けると便座のふたが自動で開くものは、狭いトイレの中で動きにくい患者にとってありがたいことだろう。使った後も便器から離れれば自動的に水が流れ、ふたがしまるのでわざわざ後ろ向きになって閉める必要がない。ただし、問題は価格で、有名メーカーのものだと20万円以上する。

センサーつきのトイレでない場合、家族にトイレのふたをしめないように、また便座を上げたままにしないように頼むとよい。やがて家族も慣れてきて、特に頼まなくても、ふたをしないでいてくれるようになる。

40. スリッパとマットはおかない

わが家では、トイレにスリッパは不要という考え方なので、トイレのスリッパは使っていない。狭いトイレのスペースでは、どうしても体の向きを変えたり、位置を変えたりしないと用を足せない。トイレは、オン・オフに関わらず行かねばならない。オフで体が動

トイレの手すり　　　　　　　　　　　　　　介護から

トイレットペーパーホルダーがあるのでトイレの両サイドの壁に手すりをつけるのは難しいかもしれませんが、わが家では頑丈な据え置き型手すりを使ったので、父にとっては立ちやすかったようです。

かしづらいときは、スリッパはたとえ飾りとして置いてあるだけでも邪魔だ。つま先が十分にあがらない足で、どうにかこうにか移動することを考えるとトイレマットも敷かない方がよい。

　素足でトイレを使うのはあまりに汚いような気がするかもしれないが、マットやスリッパは別段、清潔さを保証しているものではない。むしろマットやスリッパがなくても素足で使える程度にトイレの床をきれいにしたいと思う。

寝室・寝具

41. 寝室にトイレを

　1つの寝室にバスルーム（シャワー＋トイレ）が付いているのは、欧米では一般家庭でも珍しくはない。シャワーまでは無理だとしても、私の家は20年位前のリフォームの際に主寝室にトイレをつけた。その頃はまだオフでもあまり動けないということはなかったので便利さを痛感するほどではなかったけれど、病気が進行してオフのときに動きづらくなってきてからはそのありがたみを感じている。もちろん、寝室のトイレとは別に、トイレは普通にもう一つある。

介護から

ポータブルトイレ

　夜間、転倒する危険性があったので、父の寝室にポータブルトイレを置きました。夜間だけでなく、動きづらいときには日中も使っていました。

42. ベッドのほうが使いやすい

　布団の場合は寝ている体勢から立ちあがるまでにかなりの運動と労力を必要とする。横になる場合もベッドよりも大変だと思う。そのためPD患者には布団よりもベッドのほうが向いているだろう。それも比較的固いベッドで、低すぎず高すぎず、自分の身長や脚の長さに合わせたものがよい。ベッドに手すりがついていればさらによい。

43. 軽くてあたたかい布団を

　病気の進行とともに、どうしても寝返りがしにくくなり、布団の重さが辛く感じられることがある。そのため、毛布や掛け布団は軽いものがよい。羽根布団がいいかもしれない。

　毛布と掛け布団が眠っている間にズレてしまうことが多いので、私は肌布団とムートン様の毛布が一つになったものを使っている。つまり表面は肌布団、裏面はムートン様の毛布になっており、寒いときはムートン様の方を下に、少し暖かくなってきたら肌布団の方を下にして使っている。

参考
　覚醒しているときにはたとえ薬が効いていなくても寝返りができる患者も、夜間眠っているときにはほとんど寝返りをしないようである。なぜ寝返りをしないのか、それともできないのかはわからないが、同じ姿勢で眠っているために腰が痛くなり、その結果目が覚めることも多く、睡眠障害の原因の一つとなっている。

44. 電気敷毛布を使う

　湯たんぽは足の先のほうが暖まるけど、電気敷毛布は腰から下全体が暖まり、温度調節も可能だ。電気敷毛布にはいろいろなサイズがあり、略全身を温めるものもあるが、腰から下が暖まれば十分だ。私は北陸に住んでいるので、真冬には電気敷毛布とボアシーツ

を敷いて使っている。

45. 立ち上がり方

　　ベッドではなく布団を使っている場合、上体を起こして立ちあがるのが難しい。
　　理学療法士（PT）によれば、
　　　①まず四つんばいになる
　　　②両手を床（敷布団）についたまま、おしりをあげて立ち上がる。
　　という、赤ちゃんがしているような動作がよいそうだ。

参考
仰向けに寝ている状態から四つんばいになるまでの動作
　①仰向けの状態で両膝を少し立てる。
　②両膝をそろえて片側（たとえば左）に倒す。
　③左膝が床に着くくらいにまで膝を倒す。
　④右脚だけをまっすぐに伸ばす。
　⑤右脚に力を入れて、身体を腰から左のほうに回転させるようにする。
　⑥同時に右腕を身体の左のほうへ持っていって、身体の左の床に右手をつける。
　⑦左肘と右手を支えにして、左向きの姿勢のままで上体を起こす。
　⑧上体を左向きからさらに下向きに近い状態にまで回し、腕をついて、両膝を床につけて腰をあげるようにする。
以上の動作で四つんばいになれる。介護する人はこれらの動作に添って手助けする。

46. 自立支援ベッド

　　寝返りが難しくなってきたときに「自立支援ベッド」の使用を考えてみよう。
　　介護保険で認められるのは背もたれ部分が立ち上がる電動ベッド（リクライニングベッド）だけだ

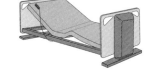

オンオフのある暮らし「住まう」

> **介護から**
>
> ベッドの手すりに布のひも
>
> 父の寝具は、普通のベッドに簡易手すりをつけたものでしたが、本人の希望で布団に変更しました。しかしその後、症状が進んできたので電動式リクライニング機能のついた医療用のパイプベッドにしました。
>
> 両サイドに手すりがあるので掛け布団が落ちず、寝返りするときに引っ張って身体を起こしたりできるように、手すりに布のひも（サラシでもよい）をつけておきました。手すりが頑丈なので、身体を起こして立ちあがるまでの一連の動作の助けになりました。

が、それ以外に、木製の自立支援ベッドもある。

電動ベッドの方はベッドの上半分が立って自動的に座位になるために立ち上がりやすい。木製の方はベッドに補助バーや柵が取り付けられており、それをつかむことで寝返りや起き上がりが楽にできるようになる。

収納・整理

47. 整理整頓が苦手？

いつも座っている椅子のまわりや廊下の端、キッチンの床についつい物を置いてしまう。慌てて立ちあがったときなど、とても危ないのはわかっているのだけれど、なかなかやめられない。

すべてのPD患者がそうだとは言えないが、一般にPDが進行すると、

・オフのときには動きづらくなる。

・PDの症状として筋肉がこわばり、動作が遅くなる。ひとつひ

とつの動作に時間がかかるようになり、機敏性に欠ける。
・2つ以上のことを同時進行することができなくなる。
・ものごとの決断に時間がかかる。

このような理由で、使ったものをきちんと片付けられず、散らかった状態になりがちである。「家の中を整理整頓しておく」ことは大事なことだが、PD患者にはなかなかそれができない。

48. ガラス製品の扱いに注意

PD患者は手の動きが悪い。おまけにジスキネジア（自分の意志とは無関係に手足が動いてしまう不随意運動の一種）が出たりすると、注意を払ったつもりでもコップや皿を割ってしまうことがよくある。特に気をつけなければならないのがワイングラスのような薄くて背が高いガラス製品だ。なるべく自分では触らないようにしたほうがいい。どうしても使わなければならない場合には、細心の注意を払おう。もし割ってしまったら、ガラス片で手を傷つけないよう、掃除機で吸い取るようにしたい。

49. 重ねずに収納

できるだけ物を重ねずに収納できるに越したことはない。それには十分な収納スペースを確保する必要があるけれど、最近の食器棚やパントリー（食品庫）は収納力が大きく、かさばらないものがいろいろある。

50. よく使うものは目の高さに

PD患者はバランス障害があるため、低い位置に収納すると腰をかがめたときにバランスをくずしやすく、また背伸びをして高いところに手を伸ばそうとすると転倒につながりかねない。目の高さに収納すれば、無理な姿勢をとらずに済む。

51. キッチン収納

　引越しをしてみるとよくわかるが、キッチンには実にいろいろな物が置いてある。収納しやすく取り出しやすいキッチン収納は、PD 患者にとっても強い味方だ。

　キッチンの雑多な物を収納するのに便利なのが引き出し式のシステムキッチンで、扉式のものに比べて数倍入るかもしれない。なべ、調味料、密閉容器、日用雑貨、などがスッキリと収まってしまう。

　私はコーヒーカップとソーサーや湯のみ茶碗を深さ 10cm ほどの食器棚の引き出しに収納している。コーヒーカップは上に積みあげるわけにはいかないもの。

　いろいろな食器があるが、買うときに大きさをだいたい決めておくと収納するとき同じ大きさのお皿を重ねられるので便利だ。ちなみに和皿は直径 16cm と 18cm、洋皿は 23cm、鉢は 14cm と 16cm のものが一般的に多い。

52.「不要な物」は処分

　わが家では 5 枚 1 組の食器は長持ちしない。私の手が PD のために不器用だからよく割ってしまうのだ。すぐに 5 枚が 4 枚、3 枚と減ってしまう。しかし 1、2 枚になってからはいつまでも食器棚に眠っていることが多く、余分な食器のせいで棚の整理や他の食器の出し入れが不便になる。これを捨てるには相当な決心がいる。バザーなどで安価なセットの食器を買ってきて使い、割ってしまって枚数があまりに減ったら頃合いをみて処分する、私はそんな風にこざっぱり暮らしたい。

　収納スペースは決まっているのだから、1 つ買ったら 1 つ捨てるくらいの心構えがないと物は増えるばかり。「物を減らす・捨てる・買わない」を実践するのは難しいけれど、とりあえず常に心がけて

おきたい大原則だ。

53. 近くにゴミ箱を置く

いつもいる場所の近くにゴミ箱が置いてあれば、いらなくなったものがすぐに捨てられるので、散らかさずに済む。プラスチック・不燃物などの専用ゴミ箱も置くと分別に便利だ。

ちなみに私の家のリビングダイニングには、食卓の近く・ソファーの横・パソコンデスクの横・キッチンの入り口近くの４カ所にゴミ箱を置いている。

54. 元の場所に戻す

PD 患者はオフのとき、ほんの少しの距離が歩きづらかったりして、ついつい手近なところに置いてしまう。「ちょっとだけ」と思ったはずが片付けられなくなり、どこに置いたか忘れてしまうこともある。オンのときには使い終わったらすぐに決まった場所に戻すように心がけたい。

介護から

「みせる」収納

PD 患者は引き出しを引く動作がしづらくなります。だから衣類なども棚に収納しておくと、一目瞭然で出しやすい。いつも使う物は収納せず、常に同じところに置くようにすれば、患者自身が出来ることを減らさずに済むというメリットもあります。

患者に限ったことではないかもしれませんが、「みせる」収納ならば、探す手間や出し入れの面倒さから解放されるのでオススメです。

55. 使う場所の近くに収納

収納場所がきちんとしていないと片付けようがない。できるだけ使用する場所の近くに収納場所が確保できれば、グンと片付けやすくなる。

56. 食器洗い機

PDの主婦にとって、食器洗い機は手の動きの悪さを補ってくれる強い味方だ。大人数の食器を洗う場合には特にうれしい。食べ終わったら、ひどい汚れだけサッと落として食器洗い機へ入れる。一般的に、食器洗い機は洗浄から乾燥まで1時間以上かかるが、タイマーがついているので放置していても大丈夫。人数の少ない家庭では電力の無駄になるかもしれないが、コップがピッカピカになるのは主婦の喜びでもある。

57. 人といっしょに片づける

友だちやヘルパーに片づけを手伝ってもらうと、不要と思われるものはどんどん捨ててくれるので、決断しにくいPD患者にとっては判断を促すことになっていいかもしれない。

設備

58. キャスターに注意

キャスターのついているワゴンや椅子に手をかけると、サッと動いてしまうことがある。そのため支えにはならず、むしろ転ぶ原因になりかねないので、キャスターははずしておいたほうがいい。

59. マット

　　キッチンマットやバスマットなどを敷く場合には、滑り止め機能のあるテープやネットを使ってマットを固定し、マットが滑って転ぶことがないようにする。

60. クローゼットの取っ手

　　クローゼットのドアは折り戸になっていることが多い。長い「バータイプ」の取っ手であれば問題ないが、「つまみタイプ」の取っ手は小さくてつまんでも力がうまく入らず、PD患者には開けにくいことがよくある。そんなとき取っ手だけ取り替えてみよう。

　　ただし、バータイプは2点で取り付けてあるのが一般的で、ねじ穴が2つあるのに対し、つまみタイプでは中央に1個しかねじ穴がないので、つまみタイプがついていた場合はつまみタイプをつけるしかないが、いろいろな種類があるので自分に合った使いやすい取っ手を探してみてはいかが？

61. 段差をなくす

　　日本の家には廊下と部屋との境目に段差があったり、敷居のレールがあったりする。そのためつま先の上がりにくいPD患者は足を引っ掛けやすい。リフォームするときに段差をなくそうとしても、設計上どうしてもなくすことができない場所があったりする。玄関の上がり口や浴室の入り口、トイレの入り口の段差には注意が必要だ。段差のあるところに、切り口が直角三角形の棒状のものをうまく設置して段差をスロープに代えるなどの工夫をするとよい。

62. 夜間の照明

　　夜中に目が覚めて、真っ暗な家の中をトイレに行くのは危ない。ベッドルームに小さなスタンドまたはベッドライトを置くなどの工

夫が必要だ。トイレに行く途中も真っ暗では危ないので廊下の電気も常夜灯（豆球）をつけておく。ホテルに泊まるときには、フットライトはつけておく。フットライトがない場合には、バスルームの照明をつけたままにしてドアを少し開けておくとよい。

　また、手間と費用をかけることができれば人感センサーを取り付けるとよい。人感センサーは人と明るさに反応して自動的に点灯・消灯するので、足もとの安全が確保されるだけでなく、省エネ効果も高い。

63. アコーディオンカーテン

　車いすを使う場合など、スペースを少しでも広く取りたい場合には、ドアの代わりにアコーディオンカーテンを利用するのもいいかもしれない。また、外してもそれほど困らないドアは外してしまうという手もある。

64. 低すぎるソファーは避ける

　座面は硬すぎず、適度なゆとりのある大きさの椅子がいい。やわらかすぎるとお尻が沈んでしまって、姿勢が悪くなり、立ちあがりにくい。深く座ったときに足の裏がきちんと床に着くくらいの高さのものがいい。背もたれの高さや角度も自分が座って楽なものを探そう。

65. インターフォン

　介護や緊急時、ちょっとした用事のあるときにインターフォンがあるとよい。配線工事がいらないワイヤレスタイプもあり、寝室やトイレ、キッチンなど、好きなところに取り付けられるので大変便利だ。

畳の部屋

　父の寝室は畳の部屋で、そこにベッドを置いていました。すくんで膝をついたとき、畳が衝撃を吸収してくれていました。柔道畳ほどには衝撃を吸収しないでしょうが、フローリングや絨毯よりも転んだときの痛みやケガが少ないかもしれません。

介護から

コラム　PDは増幅する

　普通"アンプ"と呼ばれるものは増幅器のことである。PDは人にアンプをつけるようなものだ。

　いつもと違うことが起きると、人はドキッとして気持ちが動揺する。筋肉はキュッと引き締まり、心も体も臨戦態勢に入る。だが、通常は表情が少し緊張する程度で目立つものではないだろう。

　これがPD患者の場合、動きがぎこちなくなり、ひどい場合はギクシャクとしてまともに歩くことさえできなくなってしまう。薬が効いているときでもそうなのだ。ふるえやジスキネジアが起こり、それがさらに激しくなる。

　通常、人は無意識のうちに予測を重ねて動いている。予測と異なる事態になるとそれをすばやく修正し、新しい事態に合わせる。これを続けて行うのが"動く"ということ。

　PDの場合、予測が違ったときの修正がすばやくできず、予測が外れるとそこでフリーズしてしまう。あるいは、心の動揺によって体の重心がずれてしまう（私の場合は後ろにずれる）。そこに姿勢保持障害が重なると、ずれた重心を自力で正しい位置に戻せなくて倒れたり、転んでしまったりする。

　人は本来、精神的（感情の）動きと身体的運動が直結しているのだが、PDは人間の仕組みや反応をはっきりと眼に見えるように拡大して見せてくれる。

衣服・身だしなみ

身体が思うように動かないときがあったり、ジスキネジアのため衣服が乱れたりして、とかくきちんとした服装が苦手になりがち。

しかし、自分が動きやすいように、しかも周囲の人と気持ちよく付き合うために衣服や身だしなみに最低限の注意を払いたい。

おしゃれを楽しむ余裕ももっていたい。

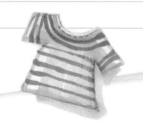

洋服の工夫

66. 工夫とおしゃれ心

　　できるだけ前開きの服がいい。パンツの場合は伸縮性のある生地でウエストはゴムのほうが楽に動ける。少し大きめのものを選ぶようにすると、脱いだり着たりが楽だ。

　　ボタンやファスナーが扱いにくい場合にはマジックテープに付け替える。

　　もちろん、機能ばかりではなく、デザインや色にも気を配るおしゃれ心が大事だと思う。目立たないような色の服になりがちだが、明るい色の服を着れば気分も明るくなる。たまには洋服やアクセサリーなどでおしゃれして気分転換をはかるのもいい。

67. シンプル＆ベーシック

　私は、シンプルでどんなシーンにもあうベーシックなデザインの服を選ぶようにしている。ベージュ・カーキ・オリーブ・黒などのパンツならばどんな色の服にも合わせやすい。購入の際には、買う店とアイテムをあらかじめ決めておけば買物が楽になる。

68. フードつきレインコート

　雨降りのときは傘をささないで、フードつきのレインコートを着る。特に杖を使うときには、傘をさすと両手がふさがってしまい危ない。
　また、レインコート＋レインハットという組み合わせも素敵だ。レインハットにも結構おしゃれなものや、使用しないときには小さく折りたためるものもある。

69. 斜めがけショルダーバッグ

　斜めがけショルダーバッグならば肩からずり落ちる心配もないし、両手があく。リュックの場合には物を出すときにいちいち下ろさなければならないのが面倒だ。

70. バッグへのこだわり

　私はショルダーバッグを愛用しているが、バッグの外側にポケットのついたものが使いやすい。切符やボールペンなど、すぐに取り出したいものを入れておくと、楽に取り出せるからだ。また、バッグの持ち手の長さ、肩にかけるストラップの長さにもこだわりがあり、自分の好みのバッグを探すのは楽しみの一つだ。

71. やわらかいパンツを

　一般に、デニム生地のジーンズは繊維が硬く伸縮性に欠けるの

で、動きの悪いPD患者には向かないかもしれない。生地自体に伸縮性があってやわらかいパンツのほうが楽に着ていられる。伸縮性のある生地で作ったストレッチタイプのジーンズ（のびのびジーンズ）もある。

72. ワンタッチ針

スカートやズボンの裾上げや修理をするときに針を使うが、ふるえがあったり焦点がはっきりしないと針の穴に糸を通すのは難しい。ワンタッチ針は上に溝が切ってあり、糸を上から差し込むようにすると簡単に糸を通せるので便利だ。

洋服を着るとき

73. 楽に着るには

左右の腕の動きに差がある場合には、動かしにくい方の腕を先に通して服を着るようにする。ズボンや下着をはくときには、椅子や床に腰を下ろすか、もしくは近くの壁にもたれてはくようにしたほうが転倒の危険が少ない。重ね着するときには、あらかじめ洋服の2枚の袖を重ねて通しておいてから着ると動作が1回で済む。

服を着るのもリハビリと考え、自分のことは自分でやれるようにという意識で時間がかかってでもやるようにする。それを見ている家族や介護者は、「自分が手伝ってあげれば直ぐにできるのに…」という気持ちになるかもしれないけれど、手出しせず急かさないで見守っていて欲しい。

74. 靴下

ナイロン製のものは滑りやすいので注意が必要である。なるべく滑りにくい綿製のソックスを選ぶようにしよう。

足首までの短いソックスはジスキネジアがあるときには足の周りでまわってしまい、ときには脱げてしまう。膝下までのハイソックスのほうが使いやすい。

PD 患者の靴

75. 靴を選ぶ

何よりも足に合っていることが第一だが、下記の項目も靴選びのポイントとなる。

- 靴底が平らで、かかとが高くないもの
- 足先が上の方までゴムでカバーされているもの（つま先が十分に上がらないことが多く、靴底がはがれやすいため）
- 深めの靴、またはストラップで足に固定できるもの（不意に脱げてしまわないように）
- 幅広で足をしめつけないもの
- あまり高価でないもの（傷みやすく長持ちしないため）
- 皮染色がはげにくいもの（つま先や靴の内側がこすれて色がはげてしまう）

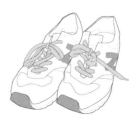

76. お気に入りの靴

スポーツシューズなのにフェミニンなマジックテープ留めのすてきな靴がある。しっかりかかとが安定して滑りにくいし、ちょっと

おしゃれ。病気になったばかりの頃は、こんなのがなくて靴には本当に泣かされた。足にやさしく歩きやすいナイキとかリーボックが出てきた頃から、靴を探すのが楽しくなってきた。40年前に比べると、PD患者の環境は驚くほどよくなった。

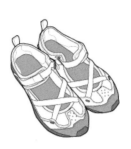

77. ルームシューズ

　PD患者には冷え性の人が多く、靴下を二重三重にはいている人がいるが、靴下の重ねばきは足が締め付けられ、さらに靴下は滑りやすい。そのため私は、冬の間はムートン製のルームシューズ（室内履き）を愛用している。足首まで覆ってくれるブーツ型で、靴下よりも暖かくて快適だ。底の硬さなどによって歩きやすさがずいぶん違うので、買う前に試しばきをしてみるとよい。

78. スリッパははかない

　PD患者の場合、つま先の上りが十分ではないのでスリッパが脱げやすく、歩行がおぼつかなくなって転倒する危険性がある。そのため、知人の家を訪問する際には、勧められてもスリッパを履くの

PD患者の靴　　　　　　　　　　　　　　　　　介護から

　PD患者さんの歩き方を見ていると、足が着地するとき音がしました。かかとに相当力が入っているのでしょう。靴はエアーやジェルなどクッションがあり、衝撃を吸収してくれるものがいいかもしれません。また、マジックテープのベルトがついたもののほうが自分で着脱できていいでしょう。

をお断りしたほうが賢明かもしれない。同様の理由で、サンダルはベルトがついて足にしっかり固定できるものを履いたほうがよい。

しかし、病院や医院では裸足で歩くのがためらわれることもある。ときには、床が汚いこともあり、また、周囲の目を意識してしまうこともあるだろう。

79. 5本指の靴下

数年前から5本指の靴下を愛用している。冷えるのが体によくないのは血液の循環が悪くなるからで、絹の5本指の靴下は吸湿性（汗を吸収）と発散性（水分を外に出す）に優れ、保温性があってよい。

1本ずつ包まれた足指は動かしやすく、力を入れることができるため、ヨガやエクササイズで足指の運動をするときにもよい。はいていると気持ちがよくて、一度この気持ちよさを味わうと、普通の靴下やストッキングははけなくなるほどだ。私は寝るときもはくようになり、昔よく経験した「足が冷えて眠れない」ことがなくなっ

介護から

手足の指先を暖かく

ある日、父の手足が冷たくなり、指先が紫色っぽくなっていました。足の指先が寒いからといって靴下を2枚はいていましたが、今度は動きにくくなってしまいました。父を介護しているときは気付きませんでしたが、レッグウォーマーやアームウォーマーをつけるとよかったかもしれません。つま先だけが破れてしまった靴下の足首の部分を利用してもいいかもしれません。

また、父は寒いときには家の中でも指先の出る手袋をしていました。軍手の指先を切って使用してもいいし、リストバンドも手首を暖めるのによいかもしれません。

た。絹だけだと弱いが、他の材質との混紡もある。

80. 長い柄の靴べら

PDの場合、姿勢を変えるとバランスを崩しやすい。そのため、靴をはく際には注意が必要だ。だが、長い柄の靴べらを使えば、靴をはくときにかがまずに済むため、転倒を防止できる。

身だしなみ

81. ハンカチは2枚以上

ジスキネジアが出ているときには汗の量も多くなるため、普段からよく汗をかく人やよだれの出る人は吸水性に優れたタオル地のハンカチを1枚余分にもったほうがよい。

レストランへ行くときにはエプロン代わりに、大き目のハンカチが1枚あると、食べ物で洋服が汚れるのを防ぐことができる。レースをあしらったおしゃれなものでもいいが、膝の上から滑り落ちないような材質（綿など）のほうが使いやすい。濃い色のハンカチならば汚れが目立たなくていいかもしれない。

また、よく転倒する人にとっては、転んだときのケガの処置や汚れをふき取るのにも必要だろう。

82. 汗をたくさんかく場合

私の場合、上半身、特に顔面から頭部にかけて汗をかくことが多い。ジスキネジアの出ているときなど、顔から汗がしたたり落ちることもある。

必要に応じて制汗性のパウダーなどを使う。汗のにおいについ

> **介護から**
>
> **男物のズボン**
>
> 　トイレに行くと、父は「立っていられない」「尿が出にくくなってきた（前立腺肥大でした）」と言いました。そのため、用を足すとき座ってするようにしました。狭いトイレの中でターンできないときは介助しましたが、ズボンの脱着は人の手を借りずできるようになりました。
>
> 　ちなみに、父は家にいるときはジャージーのズボンをはいていましたが、お出かけ用にコーデュロイとツィードの生地で、ウエストは太めでゴムを入れて股上は深めに、そしてハンカチが入るように大き目のポケットを前につけたズボンを作りました。

は、デオドラント、オーデコロン、香水などで対処する。

83. 乾電池式かみそり（女性用）

　男性のひげそりと同様に、女性の顔そりにも乾電池式のかみそりを使うとよい。刃先が丸くなっているものならば皮膚を傷つけることがなく、ふるえのある人でも安心して使える。

口腔のケア

84. 自分にあった歯ブラシを

　細かく手を動かせないPD患者には、歯と歯茎のブラッシングはなかなか難しい。食事の後、薬が効いて状態がいいとき、特に夕食のあとは時間をかけてていねいにブラッシングする。

　どんな歯ブラシが自分に合うかは手の動かしにくさやブラッシングの仕方など、人によって違う。ブラシ面が広いものを使用すれば

歯の各面をブラッシングする回数が減るかもしれない。

85. 歯間ブラシ

最近、歯間ブラシを使い始めた。歯ブラシでは届かないところがきれいになり、気持ちがいい。サイズはいろいろあるが、私はsssかssを使っている。

86. 電動歯ブラシ

歯科医に勧められて電動歯ブラシを使ってみた。重いというほどではないけれど普通の歯ブラシよりも重く、歯に当ててじっと持っているのが私には辛かった。

87. 事情を知っている歯科医

PD患者であること、そしてそれがどのような病気であるかを知っている歯科医を主治医にもとう。そうすれば、手が思うように動かず、十分には磨けないことを理解してくれ、必要に応じて、ブラッシングの不足を補うためにクリーニングをしてくれることもある。また、体調の良し悪しに気を配ってくれるため、雨の激しい日であれば、歩行が危ういことを理由に予約をキャンセルすることも気がねなくできる。

私は、この頃、夜間の睡眠障害からくる日中の連続的な眠気と、薬の副作用である突発性睡眠のため、とんでもないときに眠りこむことがある。先日は歯科治療の最中に眠り始めた。こんな厄介な患者に対して気を配ってくれる歯科主治医に心から感謝している。

88. 歯科医の往診

訪問歯科治療という制度があり、申し込みをすれば、予約を受け付けて歯科医が自宅まで来て治療してくれる。1人では外出が困難

な場合には大いに助かる。体が不自由な人のための制度ではあるが、申し込みはだれでもできる。
　日本訪問歯科協会　http://www.houmonshika.org/gakkai/index.html

よだれ対策

89. よだれ対策

　PD患者の場合、口の運動量の低下と唾液の飲み込みがうまくいかなくなってよだれが垂れやすくなる。物を飲み込むときには、かみくだいて、飲み込みやすいようにある程度の大きさのかたまりになるまで咀嚼することが必要だが、PD患者は唾液の分泌が低下していることが多く、また口を動かす回数が減ってしまうため、うまく飲み込むことができない。
　嚥下障害の改善のためには、肩や首の筋肉を鍛える運動をしたり、舌の運動をしたりするといい。

90. 「嚥下」と「姿勢」を改善する

　唾液を飲み込む回数が減ったり、顔が下を向いて顎が下がったり、また、唇をしっかり閉じなかったりすると、よだれが垂れやすくなる。
　具体的に、よだれを改善するには以下の方法がある。
・まっすぐに上体を起こし、頭を起こすことで、唾液が自然にのどの奥に流れて飲み込みやすくなる。
・意識してしょっちゅう唾液を飲み込むようにする。
・飲みものを頻繁に飲むようにする。

- 梅干しのように見るだけで唾液が出る食べ物を避けるようにする。
- 毎食後、歯と口の中をきれいにして、唾液を口の中にためないようにする。唾液がたまると口腔内で感染を起こしやすい。
- 唇をしっかり閉じるためのエクササイズをする。唇を大きく開けたり閉じたりして、よく動かすようにする。

91. 薬を替えることも

L-ドーパなどのPD治療薬は筋肉の動きを改善する。嚥下するときに使う筋肉の動きがよくなると、よだれも減るはずだ。主治医と相談して、唾液の量が減る抗コリン剤を処方してもらう。そのほかボツリヌス毒素、ひどい場合は放射線治療も考えられるようだ。また、精神的症状に処方されるクロザピンのような薬が原因で唾液が増えることもある。

92. セラピストに聞く

言語療法士（Speech Therapist：ST）は姿勢や唇のしまり、嚥下などの問題を解決するためのエクササイズを教えてくれる。また、理学療法士（PT）は姿勢を改善するためのエクササイズをアドバイスしてくれるので相談してみよう。

入浴

93. 石鹸をぶら下げる

私はストッキングタイプのメッシュ袋に固形石鹸を入れて台所の水道栓の蛇口に結び付けて使っている。取り外しが面倒なのでぶら

下げたままだが、石鹸を置くスペースがいらず、石鹸皿を使わないので、石鹸が溶けない。また、石鹸自体にロープが付いた外国製の石鹸もあるようだ。

94. ポンプ式容器・柄の長いブラシ

　　固形石鹸を使う場合も、ポンプ式容器のボディソープの場合も、柄の長いブラシにつけて体を洗っている。
　　100円ショップなどには中身の入っていないポンプ式の容器だけも売っている。詰め替え用洗剤やシャンプー・リンスを使えば、資源の節約になるし、経済的だ。

95. バスタブの中で体を洗う

　　欧米や、ホテルのお風呂のように、浴槽の中で体を洗ってしまうようにすれば、バスタブを出たり入ったりしないので、滑って転ぶ危険が少ない。お風呂に入ったあとは、サッとお湯を抜いて、パッとシャワーで流しておけば風呂洗いも十分かも。

96. お風呂掃除も同時に

　　入浴後、時間が経つと汚れは落ちにくくなってしまうので、最後に自分が出るときにお湯を抜いて、さっと汚れを落としてお風呂掃除を済ませてしまう。

97. ホテルのバスタブ

　　ホテルのバスタブには、大抵は底の面にボツボツの滑り止めが付いているが、浴槽から出ようとして滑ることがある。浴槽に浸かっているときでも、浴槽の底がツルツルして、ちょっとバランスが崩れると溺れそうになったりするので注意しよう。

98. マットと手すり

　私の場合、バスタブの中で石鹸を使ってもお湯に溶けているから滑ったことはない。浴槽自体に滑り止めが付いていない場合、底には滑り止めのマットを敷き、浴槽の脇に手すりをつけておけば、万が一滑りそうになっても大丈夫。

　浴室の周囲の壁に手すりを取り付けられない場合には、浴槽の縁に挟んで固定するタイプの手すりがおすすめ。

介護から

バスローブ

　私の家の脱衣所は、狭くて1人でも小回りがききにくくなっています。そのため介護する場合には、入浴後、すぐに患者にタオル地のガウンを着せて暖かな部屋へ連れて行き、タオルを敷いておいた椅子で少し休んでから服を着せるようにしていました。そうすれば湯冷め防止になり、介護する側もされる側も焦らずのんびりすることができます。

memo

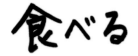
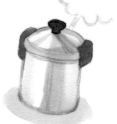

食べることは人生の楽しみである。PDになると手が思うように動かず、食べたいものを食べることができなくて歯がゆい思いをすることがある。また家族や友人と外食することをためらうこともある。そんなとき、わずかな工夫と勇気が助けてくれる。

また、主婦であるPD患者にとって毎日の食事の支度はなかなか大変。買い物、料理、後片付けのすべてをこなすにはかなりの努力が必要だが、ここでもさまざまな知恵が力を発揮する。そんなPD主婦にとってメニューの大事な要素は、手間がかからずシンプルで、おいしく、見栄えがよくて、洗い物が少ないことだ。

PD主婦のひと工夫

99. 缶詰よりもレトルトよりも

　　　缶詰やレトルト食品は原則として一度に使い切るが、冷凍食品は必要なだけ取り出して解凍して使えばいい点が実に便利だと思う。
　　普段よく使う細切れ肉や挽き肉を1、2パックは冷凍室に準備しておきたい。賞味期限切れに近くなって安売りされたおいしいベーグルや、中国で買ってきた工芸茶などを冷凍しておくのも私の楽しみの一つだ。
　　本当においしいと思うベーグルを食べたり、お湯を入れると花が

開く工芸茶を心から楽しんだり、単に便利さを求めるだけでなく、PD患者でも生活を人一倍楽しむためには、大きな冷凍室は必要だと思う。

100. こまめに冷凍しておく

　　ゆずの皮、ちりめんじゃこ、明太子、油揚げ、卯の花（小分けにして）、ベーコン、ささがきごぼう、にんにくのみじん切り、パン粉、十分に砂出しした殻つきのアサリなど、冷凍しておけば調理のときに使いやすい食材はたくさんある。また、ぶどうを1粒ずつにしてジッパーつき袋に入れて冷凍するとシャーベットみたいになっておいしい。フルーツトマトも同様に保存することができる。

101. 保存食、作りおきの活用

　　体調が良く、意欲のあるときに煮物や煮豆など、日持ちするようなものを少し多めに作っておくのもいいかもしれない。魚の切り身や肉は味噌漬けにしておけば、ある程度保存ができて、調理もしやすい。

102. 冷凍食品を使う

・売っている冷凍餃子でもピンからキリまであるから、ふところ具合に合わせて、精一杯おいしいものを買っておく。いったん火を通したものではなく、加熱前に冷凍したものがおいしいと思う。焼き餃子、水餃子、スープ餃子、揚げ餃子、ついには揚げ餃子のあんかけと5種類の料理に変身する。

・冷凍枝豆は料理の彩りに使える。私はひとつかみくらいの枝豆をさやから取り出し、煮物やサラダの上に散らしたり、彩りとしていろいろな料理に使っている。でも、それがいかほどに私の料理の評価を上げているのか、それは知らない。

・冷凍うどんは、銘柄により程度に差がないわけではないにしても、基本的にしっかりしたコシがあり、しかも熱湯にわずか1、2分くぐらせるだけで食べることができる。さらに定番のきつねうどんも、レトルトの「いなり寿司」用を使えば、あっという間にできる。

・ハンバーグの種（加熱前）についてはPD主婦であっても「急がば回れ」を肝に銘じなければいけないなあと思う。安易に市販のもので済まさず、自分で作っておくと、後々自分が助けられる。出来たハンバーグの種はやや小さめのサイズにラップして冷凍する。後は、ハンバーグステーキや肉団子など、工夫次第だ。

103. 圧力なべを使おう

　圧力なべは使い慣れるととっても便利。使わない人はなんだか怖いと言うけれど、怖くないから使ってみて！！

　基本はなべのふたをきっちり閉めること。強火にかけて蒸気が噴き出してきたら弱火にし、一定時間加熱をしたのち、冷ます。ふたを開けるときには、必ず錘（おもり）を傾けて、中の蒸気を全部外に出してから開ければ安全だ。

　圧力なべは煮込料理に適している。手羽元を油でさっと炒めて適当な大きさに切った大根といっしょに圧力なべに入れ、しょうゆ、みりん、酒、砂糖、水を適当に加え、火にかけて錘が回ってから15～20分、火を止めてそのまま冷ます。大根のかわりに里芋を使ったり、手羽元のかわりにスジ肉や豚バラの角切りでもおいしい。もうちょっと手をかければ、レストランに負けないくらいお肉のやわらかなビーフシチューだってできちゃう。

104. 出来合いの炒め玉ねぎ

　PD主婦は料理の作り方を読んでいて「玉ねぎをあめ色になるま

で炒めて…」などというところに出くわすと、「もう、いや！」と本を閉じてしまう。だってそんなに長時間かけて玉ねぎを炒めるなんてできっこない。

　でも近頃はいいものがあるのだ。ちゃんと「炒め玉ねぎ」が販売されている。これでしっかりしたカレー、シチューができること請け合いだ。

105. 状態に合わせて

　下ごしらえに少し手間のかかる料理をするのは、薬の効きがちょうどよくて気分もいいときに限る。"体の状態に合わせて無理をしない"というのが昔からの私のやり方だ。だから、具合が悪いときや疲れているときは、お寿司やピザの宅配を頼んだり、ときにはレストランで食事したりすることもある。メリハリをつけるのもPD患者にはいいかもしれない。

106. 電子レンジで下ごしらえ

　電子レンジを使うと野菜の下ごしらえが短時間に楽にできる。たとえば、ポテトサラダのじゃがいもはラップをして、皮付きのままチンしたり、煮物をするときには里芋、かぼちゃ、大根、さつまいもなど、火が通りにくい根菜類をチンすると簡単だ。火を使わないため安全で、なべが要らないので後片づけも楽になる。

107. 愛用の電子レンジ

　最近はスチーム機能のついたものや、加熱水蒸気で調理するスチームオーブンレンジなど、いろいろな自動調理メニューがついた電子レンジが主流になりつつあるようだ。でも私の場合、実際に使うのは「あたため加熱」と「オーブン機能」がほとんどで、ごくたまに「生もの解凍」くらい。だから、シンプルなものがいいと思う。

また、扉はほとんどが左開きだが、手前に開くタイプのほうが、ちょっとお皿を置いたりできるので使いやすい。
　自慢じゃないが、わが家では20年くらい前にはじめて買った電子オーブンレンジがいまだ現役だ。大きくて場所をとり電気代もかかるが「はかり機能」までついていて私のお気に入り。ケーキを焼くのに重宝している。

108. 瓶のふたを開けるには

　手に力の入りにくいPD患者にとって、固く閉まった瓶のふたを開けるのはひと苦労だ。近くに開けてくれそうな男性がいればいいけれど、いないときには自分でやるしかない。ゴム手袋をはめる・ふたにゴムバンドを巻く・金属のふたなら弱火で暖めるなどの工夫をしてみては？　ふた開け専用の便利グッズもさまざまな種類があるので試してみてもいい。

109. 調理器具をうまく使う

　便利な調理器具がいろいろあるので、それらを使うと料理が簡単にできる。以下にいくつか挙げてみる。

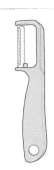

・ささがきごぼう用ピーラー（右図）

・ワイドピーラー（キャベツの千切りに便利）

・スライサー（使い方によっては便利だが、洗うのが面倒なこともある）

・フードプロセッサー

・ハンドミキサー

・キッチンバサミ

・セラミックのおろし器（有田焼で、おろし面が斜めになっているのもある）

・トング（リングつきが収納に便利）

110. 掃除しやすいコンロ

　　ガステーブルの表面（トップ）が硬質ガラスでできているものは、五徳（ごとく）を外すと、軽い汚れはさっと拭きとることができて、こびりつかないため掃除がしやすい。また、傷や熱にも強い。

　　また、掃除のしやすさという点では、IHクッキングヒーターがお勧め。炎が出ないので吹きこぼれや立ち消えがなく安全だ。しかも火力が強く電気代もあまりかからない。ただし、本体が高価で使えるなべが限られることや、厚みのある焼き魚（ブリのカマ焼きや鯛の姿焼きなど）をグリルで焼きにくいなどの難点もある。

111. 食材は宅配で

　　インターネットでは買い物があまりにも簡単にできるので買いすぎて困ってしまう。しかし、気軽に出歩けない患者にとってインターネット通販はありがたい存在だ。価格は少し高いものの、農薬を使わず有機農法で作っている食料品も簡単に選ぶことができる。また、各地にある生協などの個別配送を利用して食料品を毎週配達してもらうようにすれば、特にお米・調味料など重いものを購入する際には大いに助かる。

　　他に、夕食材料を人数分届けてくれる便利なサービスも利用できる。夕食のメニューが1週間単位で決められていて、自分で注文したい日をメニューブックから選び注文するようなものもある。必要な材料が保温性のある発泡スチロールの箱に入れて届けられ、料理方法の説明書きもついてくる。買い物に行けない場合や、少人数で材料が余るのが心配な場合、レパートリーが少なく献立をなかなか考えられない場合などにお勧めだ。

　　もちろん、自分の好みに合わなかったり、書かれている手順が面倒だったりした場合には、その材料を自分でアレンジすることもで

きる。

112. スーパーで買い物

　スーパーへ出かけることはときには気分転換にもなる。一人で出かけるのに不安があれば友人やヘルパーといっしょでもいい。大き過ぎず、通路の広いスーパーを選び、混んでいる店や時間帯は避けたほうが無難だろう。前方突進の症状がある場合には、ショッピングカートの使用でさらに加速される危険性があるので気をつける。カートを使用する場合には、小さいものよりも大きめで比較的重いカートのほうが安心かもしれない。できればエコバッグを持っていこう。

113. 配達サービス

　出かける元気はあるけれど、買った物を持ち帰る元気がないときには、配達サービスがあるスーパーを利用するとよい。東京のあるスーパーでは4000円以上購入した場合には配達してくれる。地方では車で買い物に来る人がほとんどなので、普通のスーパーでは配達していないことが多いようだ。

　以前、漬け物用の桶と重石（おもし）を買ったときは近くにいた店長に「配達してもらえませんか」と頼んでみたら「時間があるときでよければ配達してあげてもいい」ということだった。一応は頼んでみたほうがいいかも。

　また、私が加入している生協の場合、身体障害者手帳をもっていると、個配手数料は無料なので、すごく楽に利用できる。地域の生協に問い合わせてみるとよい。

114. 焦げつきに注意

PD患者は臭いの感覚が鈍くなっていることが多いので、調理するとき、コンロに火をつけたら目を離さないようにしたい。なべが焦げても気がつかないかもしれないからだ。ちなみに、嗅覚障害はPDの運動症状発症前から多くの人にみられ、PD発病の危険因子とも言われている。

115. 火のそばを離れない

PD患者特有ではなく、歳のせいかも知れないが、他のことをしているうちにその前にやっていたことをすっかり忘れてしまうことがある。そのため、ものごとをひとつひとつ順番に済ませていくようにする。たとえば、なべを火にかけたまま電話に出ていたら、なべのことを忘れてしまい、ガスコンロの消し忘れ防止の警報がピピッと鳴っていても「何の音かしら？」と思いつつ、焦げた臭いもそれほど感じなくて、おなべは真っ黒ということもあった。火事になったらそれこそ大変。

外食をする

116. バイキングに挑戦しよう

杖を使うような身体の状態ではバイキング形式のレストランに入るのはためらわれるが、それほど混んでいないときならば、遠慮せずに入って「脚が悪いので料理に近い席が空いていませんか」と聞いてみよう。それが不安なときは、体調不十分と考えてあえて挑戦しないほうがいい。レストランの入り口でのこのような質問に対して「今は空いていないのでまた今度お越しください」と率直に返さ

れたこともあった。また、案内された席で、親切な隣の客が「いっしょに行って皿を持ってあげる」と言ってくれたこともあり、どちらも気持ちがいい応対だ。

117. ハンバーガーショップで

店内で食べるときでも、トレイにのせて運ぶよりは紙袋をぶら下げて運ぶ方がずっと安定している。資源の無駄遣いとは思うけれど、「持ち帰る」と言って紙袋にいれてもらってもよい。また、店員さんの手が空いているようなら、席まで運んでもらうように頼んでみよう。

118. テーブルが小さいとき

レストランのテーブルが小さいことがある。そんなときにジスキネジアが出ていたりすると、思わぬ動きでお皿やコップをひっくり

コラム　Fava Beans には L-ドーパが含まれている

Fava Beans という豆に L-ドーパが含まれているというので、インドからこの豆の抽出物を取り寄せて食べ続け、深刻な事態に陥ったという患者の話を聞いたことがある。

実は Fava Beans というのはそら豆のことだ。確かにそら豆は L-ドーパを含んでいるらしく、ある研究によると3オンス（約84グラム）の新鮮なそら豆には約 50〜100mg の L-ドーパが含まれているという。

では、患者はそら豆を食べたほうがいいのだろうか？　100mg の L-ドーパ錠を服用したためにジスキネジアが起きてしまい、そのコントロールに手こずっているようなときに、おおよその L-ドーパ含有量しかわからない食品に手を出すのはもってのほかだ。食卓からそら豆を遠ざけるように努める方が賢明だろう。

返してしまいかねない。だから自分の肘が当たりそうなところには、できるだけ食器を置かないようにし、同時にたくさんのお皿やグラスがテーブルの上に並ばないように、空いた食器は速やかに下げてもらうように頼む。また、ジスキネジアがひどいときには、下肢が動きすぎて膝の上においたナプキンが床に落ちてしまうことがある。ナプキンの一端をベルトやウエストの部分にはさんでおくとよい。

食事のとき

119. 嚥下障害があるとき

- スープなどは片栗粉でとろみをつける。
- ゆっくり食べるようにする。決してせかしたりしない。
- こぼれてもいいようにエプロンをする。

> **食卓にキッチンバサミ** 〈介護から〉
>
> 飲み込む力が弱くなっても、家族と同じものを同じ食卓で食べたいのが患者の本音ではないでしょうか？ 少なくとも私の父は自分でそう言っていました。だから、私の家では、食卓にキッチンバサミを用意しておき、大きめの食べ物やにぎり寿司などを切るようにしていました。姉には雑だと注意されましたが、毎日看ている人のやり方でいいと思います。

PD 主婦向け簡単でおいしいメニュー

① 鉄火丼と根ミツバのお浸し

　まぐろの赤身のお刺身を買ってきて、酒少し・醤油たっぷり・わさびほんの少しを加える。しばらくつけておいて食べるときにご飯の上にのせ、焼き海苔を散らす。中トロでもいいのだけど、うちの夫は赤身の方がしつこくなくていいと言う。

　根みつばは春先からしばらく楽しめ春の香りがする。根のところは切り落とし全体を4、5cm単位に切り、茎の太いところは半分・4分の1に割っておく。ざるに入れ、熱湯をまんべんなくかけてしんなりさせる。これをよくしぼって酒・醤油をかけ削りかつおを散らす。

② 和風パスタ

　パスタは普通にゆで、その上にシーチキンの缶詰、大根おろし、めんつゆ（そうめんつゆくらいの濃さ）をかけ、きざみ海苔をふりかける。失敗のしようがないくらいに簡単だけど、後を引くおいしさ。

③ きゅうりの韓国風つけもの（サラダ）

　きゅうりを長さ5cmくらいの輪切りにし、それを4つまたは6つの縦割りにする。ちょっと強めに塩をして約10分おいて、出てきた水気をきる。それに一味唐辛子、ごま油、いりゴマをふりかける。ちょっとしたおつまみにも最高。

④ 若竹煮

　生のたけのこをゆでるところからやれば最高だけど、そこまでしたくない。だけど食べたい。ゆっくり煮ている暇はないときには、圧力なべに働いてもらうに限る。

　たけのこの季節にはゆでたけのこも新鮮なのがスーパーにある。

それを買ってきて、適当な大きさに切り、早煮昆布といっしょに圧力なべにいれ、水、砂糖、味噌（たいていの家庭では醤油だと思うけど）みりんを入れて圧力なべのふたをして強火にかける。圧力なべの錘が回り始めたら弱火にして約15分。あとは冷めるのを待ってふたを開ければトロトロの昆布と味のしみたたけのこが…。簡単でしょ？

⑤ 彩りのいい鮭ご飯

　ほぐした鮭（塩鮭を自分で焼いてもいいが、簡単にするなら、瓶詰めの焼き鮭のあらほぐしでもよい）と大葉の千切りを混ぜ、いりゴマをふりかける。これだけでちょっと気取った一品になる。少し味を変えたいときには、しょうがの酢漬けの千切りを混ぜるとピリッとする。ふつうにお茶碗に盛ってもいいけど、適当な大きさに握ってラップでくるむとまた別の雰囲気でいい。ご飯の白に、鮭の赤、大葉の緑、ゴマの黄色が鮮やか。

⑥ 中華粥

　最初は、レシピに忠実に忠実にと、緊張して一生懸命つくるが、そのうち、コツをマスターして適当に作るようになる。私の場合、中華粥がそうで、今の作り方は全くいい加減だ。あれば乾燥貝柱、鶏肉、ねぎ、米、水を焦げ付かないようにグツグツ煮る。最後に塩とごま油で味付けする。もちろん食べる前に、貝柱、鶏肉、ねぎはとりだし、貝柱と鶏肉は刻んでトッピングにする。たいした手間もいらず、健康食だ。トッピングにいろいろ工夫するとまた楽しい。

⑦ うな玉丼

　これはだれにでもできる。そしておいしい。決め手になるのは、かき卵の仕上げ加減だろう。買ってきたウナギの蒲焼き1パックをトントンと刻む。卵4個を溶き、ウナギについてきたタレを入れて、つゆの素を加えて味を整える。次にフライパンに少しだけ油を入れて熱し、卵とウナギを入れてかき混ぜる。卵がトロトロな感じ

が一番いい。それをごはんにかけて豪快に食べよう。

⑧ スパゲッティthe明太子

これは日本が生んだ国民的簡単スパゲッティだ。明太子の代わりにたらこでも。

明太子とバターをボウルにいれ、ゆでたてパスタを絡めるだけ。後はお好みでレモン、こしょう、きざみ海苔、きざみ大葉など。

⑨ ピザトースト

ピザソースを冷蔵庫に用意しておくといい。食パンに塗ってありあわせの物をのせてチーズをかけてオーブントースターで焼けば立派な主食だ。ピザソースがないときはマヨネーズを使うと一味ちがうピザができる。たとえばゆで卵をパンの上で崩してマヨネーズを絞りチーズをのせたり、後述のタラモサラダをパンに塗ってマヨネーズをかけて焼いたりしてもおいしい。

⑩ タラモサラダ

有名なギリシャ料理だが日本人の口によく合う。マッシュポテトに明太子の皮をとったものとマヨネーズを入れて混ぜる。

⑪ 生春巻き(巻いて食べよう)

ライスペーパーは乾物だから長く保管できる。食べるときに水に浸すと数分で柔らかくなる。これに冷蔵庫の余り物をきれいに切って巻き込めば立派な料理だ。ライスペーパーがないときはレタスで代用できる。このときは手巻き寿司みたいにテーブルで各自に好きにまいてもらう。

⑫ もやしのナムル

もやしをさっと湯がいてごま油、酢、醤油、炒りごまを加えて混ぜ、冷蔵庫で冷やす。

⑬ 大根ホタテサラダ

簡単でおいしいこと保証付きのサラダだ。千切りした大根に塩をふってしんなりさせる。余分な水分を絞った大根にホタテの缶詰め

を汁ごとと、マヨネーズを加えて混ぜる。

⑭ 香酢で作る煮豚

これは香酢さえ手に入れば、本当に簡単に作れてしかもおいしい煮豚なのだ。

煮豚用のブロック肉2，3本に対して醤油500ml、香酢500ml、水1000mlを入れて煮る。ただそれだけだ。別のなべで半熟ゆで卵を作り煮豚完成後の煮汁で煮るとおいしい。

香酢はインターネット通販を使えばそれほど高くなく簡単に買える。

120. カルシウム補給レシピ

PD患者は転びやすい。その際骨折しないように日ごろから骨粗しょう症の予防に気をつけなければいけない。カルシウム源としては牛乳がもっとも適しているが、あまり好きでなくそのままでは飲めないという人もいる。小魚もいいが、そのなかでもちりめんじゃこやしらすが比較的食べやすい。

- バナナミルク：牛乳そのままでは匂いが嫌な人にはバナナまたはイチゴと牛乳をミキサーに入れて攪拌してバナナミルク、イチゴミルクにする。
- チャウダー：キャベツ、玉ねぎなどの野菜とベーコンまたはソーセージをサラダ油でさっといため、牛乳を加えて煮込む。
- スープ：生協で取り扱っているコーンスープ、かぼちゃスープの小分けタイプになった冷凍食品がお勧め。使いやすく、なべに牛乳と一緒に入れて暖めるだけでおいしいスープができる。
- じゃこサラダ：千切りにした大根、水菜、わかめ、レタスなどのトッピングに油で揚げたちりめんじゃこをのせる。和風のしょうゆドレッシングが良く合う。さらに刻み海苔を加えてもいい。油で揚げるとじゃこのくさみが消えカリッとする。揚げる

のが面倒ならフライパンで炒めてもいい。
- **じゃこごはん**：油で揚げたちりめんじゃこと刻み梅ぼしを炊き立てのごはんに混ぜ合わせる。また、ちりめんじゃことおかか、白ゴマ、刻み海苔をしょうゆで合えてご飯に混ぜてもおいしい。
- **じゃこのチーズ焼き**：フライパンでじゃこを乾煎りし、上にとろけるチーズをのせてふたをしてチーズが溶けたらできあがり。ちょっと冷えてチーズが少しかたまったら、お皿に移す。チーズが少し焦げたのがおいしい。ビールのおつまみにもどうぞ。
- **大根葉とじゃこの炒め煮**：大根の葉を細かく切り、薄揚げといっしょにごま油でいため、ちりめんじゃこを加え、みりん、しょうゆと砂糖少々を加える。これだけでもいいが、七味とうがらし、おかか、白ゴマを加えるとさらにおいしくなる。ご飯の上にのせてもいいし、おにぎりにしてもいい。とにかく安くて、栄養があって、おいしくて3拍子揃ったなつかしい味だ。

介護から

ちょっとした心くばり

　食事の際には、お茶を用意しておき、お盆に載せておきます。エプロンの裾はお盆の下に入れておけば、お茶や味噌汁などをこぼしても大事にならずに済みます。

　飲み込む力が弱いからといって食材を細かく刻み過ぎてしまうと、食事の喜びが失われてしまうこともあるようで、私の父は、細かく刻んだ料理を「これはトリの餌だ」と嘆いたこともありました。また、喉に食事が詰まった場合など、緊急時に気がつかないおそれがあるため、なるべく患者1人で食事をしないように気をつけたほうがよいと思います。

コラム　PDの法王と「法王の薬」

世界から愛された先代のローマ法王ヨハネ・パウロⅡ世はPDを患っていた。法王がまだお元気でアメリカを訪れたとき、法王を一目みようと集まった群衆は声をそろえてリズミカルに歌うように

「John Paul the 2nd, we want YOU !」（法王、我々はあなたの顔がみたい）

と叫んだ。すると、法王は滞在しているホテルのベランダへ出てこられて

「John Paul the 2nd, he wants YOU !」（法王もまたあなた方に会いたいのだよ）

と答えて微笑まれた。人と心を通じ合わせることに長けた愛すべき法王だった。

そんな法王はPDとともにあってもにこやかであったが、「パパイヤ発酵食品」（大里研究所）が「法王の薬」として話題を呼んだことがあった。晩年に法王が健康のため勧めに応じて愛用され、その後体調が改善したとのことだった。

書く・話す

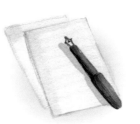

　ほかの人とのコミュニケーションの手段として、書く、聞く、話す、表情で表すなどがあるが、PD患者の場合、字が書きにくく小さくなる、声が小さく言葉がはっきりしない、無表情になるなどコミュニケーションがとりにくくなる。人と付き合うのをあきらめてだれともコミュニケートしないのは孤独だし、生きているとはいえないように思う。
　自分の思いを伝える手段をなんとかして確保していきたい。

書くときのコツ

121. パソコンを使う

　ジスキネジア、ふるえ、固縮など、さまざまな理由から、一般的にPD患者の字は読みにくい。正式な文書を書かなければいけないときにはパソコンを使う。
　パソコンのマウスを動かすのが難しいときには、スピードは落ちるが、矢印キーを使って操作することができる。

122. 筆がいい

　PDでは筆圧が弱くなり、また、字も小さくなりがちだ。そんなときは筆を使うと筆圧が弱くても書きやすく、字の大きさもボール

ペンを使ったときよりも大きくなる。

123. 楽しんで字を書く

　PDできれいに字が書けないけれど、どういうわけか今もなお、私は字を書くことが好きだ。そのため、自分に合った、書きやすい万年筆を探し出した。安いものでは1000円程度で買える物もあるし、また、水性ボールペンでペン先がほとんど万年筆に近いものもあった。これらで書くと力はほとんどいらない。

　書きたくなったときすぐに書き始められるよう、官製ハガキをまとめ買いしている。字が汚くて嫌だと思ったら、構わず反故（ほご）にしてしまう。書き損じたハガキはためておけば、後で郵便局で1枚5円の手数料を払って新しいハガキに取り換えてもらえる。

124. ボールペンより万年筆

　私は手紙を書くとき、本文はパソコンで打つが、署名だけは万年筆で書くようにしている。名前だけは長年書き慣れているせいか、まあまあ読める字が書けるから。長時間書き続けていると字がだんだん下手になってきて見るのが嫌になるが、どうしても手書きが必要なときはボールペンではなく万年筆の方が多少きれいに書けるようだ。

話すときのコツ

125. 話し始める前に

　声が小さい人が、多くの人が話している中で発言しようとするときには、まず「ああ～」とか「ええ～」とか声を出して、聞く人の

注意を引くようにする。

126. 顔を見ながら話す

　一番いいのは話し相手の顔を見て話すことだ。音以外のいろいろな情報（目の動きや表情など）がわかって、内容が理解しやすくなる。だから、隣の部屋にいる人やうしろを向いている人など、相手の姿がみえない場合には話しかけないほうがよい。

127. 表情もコミュニケーション

　PDでは無表情になりやすい。できるだけ気持ちを表現できるように顔の筋肉を動かす練習をして、表情が豊かになるように心がけよう。

128. 落ち着いて話そう

　気持ちが動揺していると発音が不明瞭になり相手に伝わりにくくなる。動揺しているときは、話し始める前にひと呼吸おいて、しばらく時間を置いてから話し出す。口の中が乾くようなら水を傍においておき、ひと口飲んでから話し出すとよい。水の入ったペットボトルをいつも持ち歩くと安心できる。なるべく口を大きく開けて、ゆっくりと話そう。

129. 短く区切って話す

　患者が話すとき、話し始めは聞き取りやすくても終わりのほうになると聞き取りにくいことがある。短く区切って話すようにすれば息が続いて明瞭に発音できるだろう。日本語は語尾が重要なので、語尾をきちんと発音することが大事だと思う。「～します」と「～しません」では全く意味が反対になってしまう。

130. お互いに忍耐強く

　PD患者はなかなか言葉が出てこなくて話の途中に間があいてしまうことがある。そういうときは聞いている人たちは忍耐強く待っていて欲しい。話すほうも努力して言葉を探し、声にしようとしているのだから。

131. わからないままにしない

　周囲の人は、患者の言うことがわからないときは、勇気を出して「なんて言ったの？」とか「もう一度繰り返して！」と頼んで欲しい。わからないままにしないことが大切。患者のほうは、「わからない」「繰り返して」と言われても気分を害さないようにしたい。患者の言うことを理解したいという相手の気持ちに応えよう。

　私の場合、ここ数年はずっと耳鳴りが続いていて、聴力に問題があり、相手の話が聞き取れないことがある。まして、PD患者と電話で話しあうのは時として本当に辛い。でも、まず「私は耳にセミを飼っているのよ」といい、決して聞き取れていないことを隠さないよう心がける。聞く方も話す方も意思疎通がなによりも大切だと思う。

132. 声のリハビリ

　大きくはっきりとした声で話せるように、鏡に向かって口、唇、舌の運動をしよう。笑ってみたり、詩や文章を声に出して読んだり、歌を歌ったりすることも声を出すリハビリとなる。もちろん、人と話す機会を持つことが大切だ。

133. 言葉を惜しまない

　自分が行きたい方向を人がふさいでいるとき、ひとこと「私は避けられないので、道をあけてくれませんか」と言えるといいなと思

う。だけど実際にはそのひとことが言えなくて、遠回りしようとして転んだり、バランスを失ったりしてしまう。最近、少しは人に「〜してください」と頼むことができるようになったけれど、まだまだである。

電話

134. 携帯電話は必須アイテム

　携帯電話がないと困るのはPD患者に限らないが、動けなくなることのあるPD患者にとって、携帯電話は外部と連絡するための必須アイテムだ。そのためにはいつも手を伸ばせば届くところにないと困る。

　多くのPD患者は家の中でも携帯電話を持って移動しているのかしら？　私はたいてい自分の近くに置いておくけれど、食事のときなどはそばに置かない。家にいるときも、小さなポシェットにピルケースと携帯電話を入れて身につけているといいかもしれない。小さなポシェット買おうかな。

135. 出先で役に立つ

　パソコンがなくても携帯電話を使ってウェブサイトにアクセスして情報を得ることができる。たとえば、予定していた電車が突然運休になったり、遅延したりした場合、携帯電話のブックマークに乗り換え案内のサイトが登録してあればすぐに対応できる。また、どういう経路で行ったらよいかを知りたいときなど、特に東京のように交通網が複雑な都市では重宝だ。

　その他、パソコンのメールを携帯に転送してメールチェック、チ

ケット予約、モバイルバンキングや携帯カラオケなどもできる。ただし、各携帯電話会社が提供する通信料定額サービスに加入しておかないと、後でとんでもない金額を払うことになるので注意が必要だ。

136. タッチパッドは不向き

　タッチパッド（画面に触れるとセンサーが感じ取ってくれるもの）の付いた携帯電話は、あまりPD患者向けではないかもしれない。1度だけタッチしたつもりでもふるえのために2度、3度のタッチとして読み取られてしまう。PD患者にはごく普通のボタン式が使いやすい。

137. 無料のIP電話

　家で多くの時間を過ごすPD患者にとって、電話は外部との重要なコミュニケーションツールだ。それだけに料金が心配になる。そこでIP電話と呼ばれるインターネット回線を使った電話がお勧めだ。同じプロバイダのIP電話加入者同士ならば、無料で通話が可能となる。頻繁に、しかも長時間電話する友人がいる場合には、同じプロバイダと契約するように打ち合わせをしておくとよい。また、パソコンとヘッドセットを使って無料で会話できるサービスもあり、海外の友人に連絡したい場合には、これが便利だ。

パソコンの勧め

138. パソコンの長所と短所

◆長所
- いろいろな情報が得られる。
- 掲示板などを活用して世界中にでも仲間を作ることができる。
- オンラインショッピングが利用できる。
- インターネットバンキングを利用すると、わざわざ出かけなくても家でいつでも送金や残高照会などができる。

◆短所
- パソコン本体が高価である（最近はかなり安く手に入るようになった）。
- 設定から使いこなすまでに時間がかかる。
- 1日中パソコンの前にいるようになりがち。

パソコンはすごく便利だけれど、長時間パソコンの前にいることになりがちだ。理学療法士（PT）によると、30分に一度は席を立って体を動かすことが望ましいようだ。また長時間、パソコン画面を見続けるのはドライアイになるなど、目にもよくない。長所と短所をよく理解して、便利に活用したい。

139. キーボードの使い方

PD患者には通常のマウスは使いにくい。キーボードのショートカットキーを使うと、マウスをあちこち動かさなくてもほとんどの操作ができるため、よく使うキーを覚えておきたい。ちなみによく使うショートカットキーは以下の通り。
- ウィンドウを閉じる（終了する）とき　Alt + F4
- 前のページに戻るとき　Alt +左向きの矢印

・タスクマネージャーを起動するとき　Ctrl + Alt + Delete
・入力フォームで、次の空欄にポインタを移すとき　Tab キー
基礎的なショートカットはインターネットでも検索できる。

140. 口座の一括管理

インターネットバンキングをしていても、口座がいくつかの銀行にわかれていると全体を把握するのは難しい。そこで銀行口座、クレジットカード、株などを一括管理できるソフトがある。無料のものもあるのでセキュリティを確かめて使ってみるといいかもしれない。家計の現状が一覧できる。

当たり前のことだが、現金の出し入れは銀行か郵便局のATMに行かなくてはならない。ついでに書くと、介護保険では、ヘルパーに預貯金の出し入れをお願いすることはできないので注意が必要だ。ただし、いっしょに行ってもらうことは出来る。

141. パソコンで買い物

歩行が不自由になって、買い物に行けずに落ち込んでいたことを思うと、オンラインショッピングは天の助けのようだ。私は以下のようなものをよく購入している。

・珍しい食べ物（果物の新しい品種など）
・産地直送のもの
・地元では入手しづらいもの
・お中元、お歳暮
・衣料品
・サプリメント
・本：大きい書店に行かなくても欲しい本が買えるので便利。一定の購入金額以上で送料無料となるサービスもある。
・事務用品：コピー用紙、プリンターのインク、封筒、ファック

ス用インクリボンなど。
・電化製品：送料無料で市販価格より安く買えることがある。
・花：新鮮なものを友人に送ったり、自分のために買ったりしている。

ただし、いくら安いものでも送料がかかる場合があるので、まとめ買いしたり、友だちと共同購入することもある。

142. 買い物の失敗

オンラインショッピングは便利な点も多い反面、実際に見たり触ったり試してみることができないので、想像していたのと違う品物が届くことがある。

・靴：同じブランドのほかの靴がちょうどいいサイズだったので、安心して購入したキャンバスシューズがほんの少し小さくて、結局履けなかった。
・洋服：実際のものはパソコンで見たのと色が違っていて気に入らなかったり、サイズが合わないものを買ってしまったりすることがある。返品や交換ができる場合でも送料や手数料がかかることがある。

また、クレジットカードで簡単に買えるので、ついつい買い過ぎてしまうことがある。

memo

おでかけ・趣味

　PDは進行性の病気であるがゆえに、今のひとときを大切にし、できれば楽しく日々を過ごしたいというのが私たちの願い。

　暮らしの中にささやかな楽しみが見つけられるような毎日が続けば、病気を持っていても明るく生きられる。

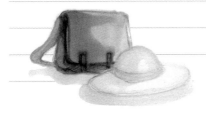

国内旅行

143. 保険証・手帳は必携

　健康保険証と身体障害者手帳は旅行時には必ず携行しよう。健康保険証は日本国内どこでも有効で、旅先で受けた治療に対する身体障害者の医療費助成分は後で自分の住む市区町村へ申請すれば還付される。特定疾患医療券は、あらかじめかかる医療機関を申請しておく必要があるので、普通の旅行ではあまり使わないかもしれない。

144. 手帳はありがたい

　長い列に並ばなければ入れない美術館でも、身体障害者手帳を提

示すれば、並ばずに入れるよう便宜を図ってくれるため、大変ありがたい。PD患者はいくら元気にみえても、あの長い行列についていくことは無理なのだ。

145. 薬を忘れずに

　念のため、薬は何カ所かに分けて持つようにするとよい。どのバッグ（スーツケース、ショルダー、ポーチなど）にも入れておけば、万が一のカバンの紛失などにも対応できる。

146. 宿泊先の設備を確認

　宿泊先を決める際には、以下の点を確認するといいだろう。
　・エレベータはあるか、部屋に近いか
　・トイレやお風呂が室内にあるか、または部屋の近くにあるか
　・館内をあまり歩かなくても部屋にたどり着けるか

　また、車いすを使用する場合には、施設がバリアフリーかどうか、エレベータや部屋は車いすで動き回れる大きさか否かも確認しよう。インターネットで調べるか、旅行会社あるいは宿泊先に直接問い合わせるとよい。

　日本では都市部を除いて、ホテルよりも旅館に泊まることが多い。旅館を予約するとき、以下のことを聞いておくとよい。
　・館内でスリッパをはかなくても大丈夫か？
　　（靴のまま入れる旅館、素足で廊下を歩くようにしてある旅館もある）
　・身体障害者用の部屋を用意してあるかどうか？
　　（和室でベッドを入れてある和洋室という部屋もある）

147. JRと車いす

　JRの駅構内では、自分の車いすかJRのものを使って移動できる。乗り換えにもうまく対応してくれるので、積極的に利用しよう。ただしJRの車いすは構内から出られないので、タクシー乗り場より手前の改札口で降りなければならない。

　以前、電動カートは障害者の補装具として貸与されたもの以外は、一部の私鉄を除いて、JRなどの電車に乗れなかった。しかし、交通バリアフリー化で、2009年3月以降は介護保険でレンタルされたものでも手続きをすれば乗車できるようになった。新幹線も条件をクリアすれば乗車できる。

148. 空港の電動カート

　空港では、ゴルフ場でみかけるような電動カートが走りまわり、障害者に限らず、助けが必要な人をだれでも乗せてくれる。歩行に自信がないときも、車いすではなく、この電動カートを利用すれば気が楽だ。

149. 航空機を利用するとき

　身体障害者手帳6級までの障害者は、障害者割引の航空運賃が適用になる。「1種」の人は本人と介護者1人、「2種」の人は手帳に「航空割引・本人」の証明印がある場合、本人のみ障害者割引の適用になる。

　JALでは身体の不自由な人のための「プライオリティ・ゲストサポート」があり、ANAでは「スカイアシスト」がある。係員や乗務員の手伝いを必要とする場合には専用ダイヤルでチケットを手配し、その際に自分の状態を伝えておくとスムーズだ。

　空港内で車いすを使うときは、普通より1時間早く空港に到着しなければならないが、航空会社の地上勤務員が受け付けカウンター

から搭乗口まで車いすを押してくれ、搭乗も優先されることが多い。降りるときは一番後になるが、混雑の中で並ぶ必要がないのでむしろ快適だ。地上勤務員に手伝ってもらう場合には、セキュリティ・チェックも比較的楽にできる。

　航空機利用の旅は実に楽で安心なので、1人でも大丈夫。北海道へも九州へも1人で行くことができた。車いすや歩行器、簡単に分解・組立てできる電動カートも機内に預けられる。航空会社に問い合わせよう。

　JAL　プライオリティ・ゲストサポート
　　（身体の不自由な人の予約・相談）
　　　TEL 0120-747-707
　　（フリーダイアル　年中無休　9時～17時）
　　　TEL 03-5460-3783
　　（携帯電話・自動車電話・国際電話）
　　　FAX 0120-747-606
　　　http://www.jal.co.jp/jalpri/
　ANA　スカイアシスト
　　　TEL 0120-029-377
　　（フリーダイアル年中無休　9時～17時）
　　　TEL 0570-029-377（携帯電話）
　　　TEL 03-5757-7251（PHS・国際電話）
　　　FAX 0120-029-366
　　　http://www.ana.co.jp/share/assist/index.html

150.　らくらくおでかけネット

　歩行障害があり歩行補助車や車いすを使っているなら、外出の前には「らくらくおでかけネット」をチェックしておこう。乗車駅や

降車駅のエレベータの有無と位置、出口・トイレなどを確認することができる。また、乗り継ぎ案内、所要時間、駅・ターミナル情報なども載っている。
（URL）　http://www.ecomo-rakuraku.jp/rakuraku/index/

海外旅行

151. 準備を万全に

　ツアー旅行でない限り、宿泊ホテル・交通機関（空港のシャトル・バス、電車）など予約できるものはあらかじめ日本で手配しておくと安心だ。日本でチケットが購入できるものもある。
　また、障害者に配慮したツアーを組んでいる「障害者わくわく海外旅行倶楽部」というサービスがある。添乗員が介護経験者なのが特徴で、こういうサービスを利用すれば、障害があっても車いすでも、海外旅行を楽しむことができる。
　http://www.ne.jp/asahi/welcome/int/wk/

152. 薬の飲み方の時差対策

　時差があるとき、飛行機の機内でどのように薬を飲むかを前もって考えておくといい。以下に服薬の対策を挙げてみる。
・手帳に日本時間と現地時間の両方での服薬時間を書いておく。
・飛行機に乗ってしばらく経ったら、時計を到着地の時間に合わせて、現地にいる感覚で薬を飲むようにする。
・夕方発のフライトでは、最初の食事が済んでしばらくすると機内の照明が暗くなる。そうなったら、眠ることが第一。ビ・シフロール®などの非麦角系アゴニストの睡眠作用を利用するか、

抗不安薬を使用するなど、事前に主治医と相談しておくとよい。
- 機内での内服は、「時差調整のため」と考えて、1日量や内服時間がいつもと違っても気にしないようにする。
- 着陸の30分前には薬が効いた状態（オン）になっているように調整する。
- 海外旅行では食事の内容が普段と違い、量も増えることが多いので、薬の効き方がいつもとは違うこともある。いつもと違うという緊張感や目新しい経験に対するワクワクした気持ちが刺激となって、旅行中は通常よりも調子がよいこともある。

過度の疲労や、大きな不安・緊張は症状を一時的に悪くするので、できるだけ余裕のある旅行ができるように下調べや準備をしっかりしておいたほうがいいと思う。

153. 通路側の座席を選ぼう

乗り降りの際やトイレに立つときに、通路側の席のほうが楽に出入りできる。前に座席がない席だと脚を十分伸ばせて、もっと楽だと思うが、非常口付近の席は非常時に手伝える人であることが条件である。

154. もっていくとよいもの

- 自分の都合のよいときに必ずしも食事ができるとも限らない。パン、お菓子（クッキー、おかきなど）を持っていると都合がいいかもしれない。
- お茶または水も携行したい。
- カップラーメンは外国の食事が口に合わないときや、ホテルで夜に小腹がすいたときなどにありがたさがわかる。箸を忘れずに持っていこう。

- スーツケースの中に万能ナイフを一本入れておくと便利。現地のマーケットで買ったフルーツや惣菜、チーズ、ハムなどを切り分けるのに重宝する。この前ヨーロッパへ行ったときには、大きなスイカの1/4を買って、ホテルで思う存分食べた。すごく甘くて瑞々しくおいしかった。
- 日本のキャンディをもっていく。疲れて甘いものが欲しくなったときに一つ口に入れるとおいしい。

155.「歩けます」

現地でガイドを雇うときに、片言の日本語しか通じないのなら、胸張って「私は普通に歩けますよ」と言うよりは「私はちょっと歩くのが下手です」と控え目に言うほうがいい。私は西安で自信ありげに「私はPDだけど元気よ」と言ってしまったばかりに、若い現地女性ガイドにあっちこっち案内されて完全に消耗し尽くした苦い経験がある。

車の運転

156. 不安を感じたら

思うように身体が動かずとっさの判断ができないときやジスキネジアが出ているとき、ふるえの止まらないとき、眠気を感じたときなど、少しでも不安があれば運転を控えるようにしよう。

157. 薬による眠気

一般に、PD治療薬は眠気を誘うことが多い。非麦角系のドーパミンアゴニスト（ドミン®、ビ・シフロール®、レキップ®）の副作

用として眠気がかなり強いことは知られており、突発性睡眠に十分注意するように言われている。突発性睡眠は眠気を感じないのに突然眠りに陥ってしまうので、自動車の運転は避けるべきである。L-ドーパや麦角系アゴニストでも眠気が起きることがあるので注意が必要だ。

障害者のための制度

158. 障害者用トイレ

　近頃、公共施設だけでなく、近所のスーパーでも障害者用トイレを見かけるようになってきた。調子がいいときは普通のトイレの列に並ぶことはさして苦痛ではない。しかし、外出先で運悪くオフになってしまったときや体調が悪くて足の運びがスムーズでなかったり、すくみがあったりすると長い列をそろそろと進んでいくのが辛い。
　そんなとき、「車いすマーク」を目にすると嬉しくなる。東京都の私のまわりでは、以前は障害者用トイレに「どなたでもお使いください」と貼り紙がしてあり、普通の人も使うことができた。しかし今は「使用できるのは障害者のみです」に貼り替えられている。必要なときは感謝して使わせていただこう。

159. 車をとめる

　「車いすマーク」のついた障害者用駐車場も増えてきた。障害者が施設を利用しやすいようにホテルやお店などに近いところにやや広いスペースを設けてある。しかし、身体障害者ではない人もそこに駐

車していることがあり、本当に必要とする身体障害者が利用できないことがある。佐賀県では身体障害者用駐車場を必要とする人に「パーキングパーミット（身障者用駐車場利用証）」を交付するという制度が実施され、他の県にも拡がりつつある。また、「駐車禁止除外標章」というのを警察で交付してもらうことができる。これは身体障害者が駐車禁止規制になっている道路にも駐車できるように許可してもらうものだ。

160. 四つ葉マーク

「車いすマーク（障害者のための国際シンボルマーク）」は社会でも広く知られておりさまざまな用途に利用されている。このマークは、障害者が容易に利用できる建物や施設であることを明確に示す世界共通のシンボルマークですべての障害者を対象とするものである。

一方、身体障害者が運転する自動車に貼る標識として定められているのが「四つ葉マーク」で、障害が自動車の運転に影響を及ぼす恐れがあるときにはこの標識を表示することにより周りの車に理解を求めることができる。このマークをつけた車への幅寄せや割り込み行為は禁止されている。

障害者のマークいろいろ
http://www.kasumigauracity-shakyo.or.jp/syougaisya-mark/syougaisya-mark.html

161. 譲り合いマーク

　PD患者は社会で働いていることもあるし、また電車やバスに乗っていろいろなところへ出かけたりもする。そんなとき、バランス障害があるPD患者が揺れる車内でずっと立ち続けるのは、決して楽なことではない。常に外見からPDとわかるわけではないので、優先席の前に立っても譲ってもらえないことがある。このような問題への解決策として、「東京都パーキンソン病友の会」を中心に、PDに限らず、あらゆる障害や難病をもつ人、妊娠中の人などがつけていれば、周囲の乗客が見ただけで席を譲ってくれるような「譲り合いマーク」が提唱されている。

介護から

思い出話

　父が利用するショートステイの空きがなく、あちこちの施設に電話をしている私の様子を見て、父が「おまえも『実るほど頭をたれる稲穂』になったなぁ」と言いました。
「いつもお世話様です」
「ありがとうございます」
「よろしくお願いします」
　私は、電話の向こうの見えない人に、自然と頭を下げながらお願いしていたのです。父にそう言ってもらえて、私はうれしくなりました。

バスや電車に乗る

162. 時間に余裕をもって

焦ったり慌てたりするのはPD患者には禁物だ。慌てるとオンなのに動けなくなったり、転んだりして事故のもととなる。時間に余裕があれば、ゆっくり落ち着いて乗り物に乗ることができる。

163. 一歩を踏み出す準備を

電車やバスが来たとき、すぐに一歩を踏み出そうとしても、すくんで足が出ないことがある。その対策として電車やバスが到着する少し前から、足踏みをしたり、身体を前後に動かしたりして、自分のやり方でウォーミングアップをする患者は多いと思う。電車やバスが来たときを頭でイメージして、自分がどのような位置にいたら都合がよいかも考えておく。

164. 切符は取り出しやすいところに

切符をどこに入れたのか忘れて、なかなか取り出せないとパニックになるかもしれない。洋服の上着のポケットやバッグの外ポケットなど取り出しやすいところを決め、いつも同じ場所に切符をしまうようにしよう。

165. Suicaを使う

電車に乗るたびに駅で切符を買うのはPD患者にとってはひと仕事となる。駅によって乗車券販売機のタイプが違ってとまどったり、小銭がなくて紙幣で購入するのは時間がかかったりする。SuicaのようなICカードを持っていると楽に電車に乗ることができる。

趣味の勧め

166. 英語

　　PD患者は緊張に弱く、英語を話そうと考えただけで身体がこわばることだってある。しかし、ときにはそんな自分に挑戦したくはならないか。

　　英語が話せる宣教師のいる教会では、無料の英会話教室を開設していることが多く、費用を気にせず学ぶことができる。もちろんその教室での会話のテーマはキリスト教ということになるが、真摯に議論し学ぶ姿勢があればよし、と私は思う。

　　私は外国人の前に出ると英語が出てこず、フリーズしてしまう。PD患者は記憶はするものの、記憶を取り出すのが難しいのだという。教会の英会話で私がなかなか上達しないのは病気のせいだろうとカナダ人教師が言った。発症するまでに学んだ英語は読み書きだけ。

　　脳の記憶をすばやく検索して取り出した情報を、筋肉を使って言葉として口にする。語学の勉強はPD患者には向いていない。しかし石の上にも3年、教会の英会話にも10年。少しは楽しんで話せるようになり、あんまりフリーズしなくなった。間違っても気にしなくなったし、「わからない」と平気で言えるようになった。だってそれが私なのだから。PDもありのままの自分でいいと思ったら症状が軽くなるのかもしれない。

167. カラオケ

　　私はカラオケは実に健康にいいと思っている。日中に行くカラオケボックスは安価で十分楽しめる。私は足掛け4年にもわたってカラオケを楽しんできて、今なお音痴の域を脱していないことを知っ

ているが、気にしていない。

　PDは歌うことに影響を与えると私は確信している。まず、この病気は声が出にくくなったり、声がかすれたりすることがある。その他にも、音程がわからなくなることもあるのではないかと思う。カラオケを始めたころは、声が出にくくて小さな声しか出ず、声がひっくり返ってしまうこともあった。でもたまに声がのびのび出ることがあって、自分でも楽に歌えることがある。そういうときは音も外さず、とっても気分よく歌える。

　緊張、しゃべり過ぎ、お酒の飲みすぎは声によくない。のど（声帯）の筋肉の状態やのどの渇き具合、体のリラックス度、ジスキネジアの有無によっても声の出方は違ってくる。音域によっても声の出やすさが違う。今でも好不調の波はあるけれど、前よりは奥行きのある声が出るようになった。

168. 書道

　PD患者は字が小さくなったり上手に書けなくなったりするが、筆を使えば文字が書きやすくなる。車いすで生活するようになった患者さんが、デイサービスで筆を持ってみたら字が書けたと喜んで作品を送ってくれた。作品をスキャンしてウェブサイトに載せたところ、それからもときどき送ってくるようになった。楽しい趣味ができたのだ。

　14歳で病気になった別の患者さんは、ずっと子どもたちに書道を教えていた。「筆を使えば字は書ける」と言っていたし、今も書き続けていると思う。

169. 植物画

　植物画というのは、水彩絵具を使ってごく細密に、原寸大に植物を描くことだ。大変時間がかかるから、あまりPD患者向きとは言

えないかもしれないが、一つの花と向き合って座りじっと絵具を選んで、そっとそっと紙に筆を下していく作業が私は好きだ。一輪の花と私の傍らで、時が流れていく。

　実際に、PD患者に勧めるかどうかという観点からいえば、植物画は時間がかかる絵画だから基本的にはお勧めはできない。だが、工夫次第で楽しむこともできると思う。小さな花一輪だけを描いたり、デッサンを省略して色を置くことだけを楽しみたければ「大人の塗り絵」でもいい。

　何かに夢中になれることが嬉しい。そういうときに私の中の人格はPDから切り離されて息づく。また、ときにはとっくにオフの時間のはずなのに、気付かずに夢中で絵筆を握っていたりする。夢中になると、オフでも不思議と手が動いてくれることがあるのだ。

170.「大人の塗り絵」

　植物画がとても面白いと思いつつも負担になってきたころ、一時期ブームになった「大人の塗り絵」と出会った。植物画は正確なデッサンと手を抜かない着色が大切だと思うが、面白いのはデッサンよりも着色だ。「大人の塗り絵」のなかの「植物編」と呼ばれるものは、植物画を利用して作ってあったので、私にはうってつけの「いいとこどり」の遊び道具となった。挙句の果てに、私を植物画の世界へ誘ってくださった有名な先生方に、比較的よく塗れたと思った塗り絵をおみせしたほどに、夢中になってしまった時期もあった。

　今でもときどき、「大人の塗り絵」に手を伸ばす。常に心を落ち着かせ、和ませてくれる趣味を何か一つ持って生きていきたいが、病気に合わせて趣味を選びたくはない。「大人の塗り絵」がPD患者にとって特に難しい趣味でないことを祈りたい。

171. ナンプレ

　ナンプレ（ナンバーズプレイス）は「数独」とも呼ばれている全世界的に有名な数字パズルだ。仕組みは極めてシンプルだが、やさしいものから難しいものまで幅広く奥は深い。

　ある日、総合病院の廊下の椅子に腰かけて診察の順番が来るのを待っていたら、私を見つけた近所の御年配の方が「時間つぶしに」と1枚下さったのが最初の出会いだった。本当に「いい時間つぶし」なのだ。あっという間に時間が過ぎた。

　ナンプレは、「さあ、これからやるぞ！」と時間をとってやるのもいいけれど、どうしても耐えなければいけない待ち時間などをイライラせずに過ごすためにつかったらどうかしら？　夜中に目が覚めて寝付かれなくなったときも、ナンプレをやると頭が疲れてきて再び眠くなるかもしれない。

　ナンプレには足し算ナンプレ、ひとつ違いナンプレ、不等号ナンプレ、対角線ナンプレなどさまざまな種類がある。ネタが尽きないので飽きずにやれる。

172. 社交ダンス

　つい先日のことだが、PD歴30年の私が、PD歴は浅いとはいえ70歳を超える患者さんとジルバを踊ったのだった。なんという感激だったことか！

　私は大学時代に社交ダンスの講習を受けた程度で、女性ながら男性のパートを踊り分けてくださった相手の方は、若かりし頃ダンスホールに通って社交ダンスをマスターされたとのことだった。

　私は、「楽しいことは何でもやりたい主義」だから早速ダンススクール探しを始めた。しかしダンススクールはいくつでもみつかるものの、いざ申し込みに行くのは少しばかり怖い。だって、私は杖をついていてよく転ぶからだ。

勇気を振り絞って申し込みに行ったら、入れた。PD患者であることも、転ぶことも、すべて説明したうえで受け入れてもらった。インストラクターに「音楽をしっかり聞くように」と注意され「はい！」と返事してはいるが、実は無我夢中で音楽がほとんど耳に入って来ていない状態だ。まだレッスンを受け始めたばかりだけれど、楽しくて仕方がない。

> **コラム　PD患者に多い（？）独裁者と芸術家**
>
> 　世界史に残る政治家でPD患者として有名なのは、中国の毛沢東、スペイン内戦で人民戦線を破り総統となったフランシスコ・フランコ、ナチスドイツのアドルフ・ヒットラーが挙げられる。3人は、いずれも独裁者であった。
> 　PD患者の芸術家として有名なのはサルヴァドール・ダリ。日本では岡本太郎もPD患者だ。女優のデボラ・カーや、アメリカン・ニューシネマの傑作の一つ「明日に向かって撃て」（1969年）を撮ったジョージ・ロイ・ヒル監督もPD患者だったという。
> 　だからといって、患者には独裁者と芸術家の素質があるということではないけれど。

歩く

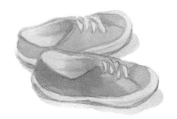

　PDが進行すると突進歩行やすくみ足の症状が出てきて歩くのが困難になってくる。しかし自分の足で歩きたい。たとえ杖の助けを借りてでも、だれかと腕を組んででも、歩行器に頼っても、あるいはシニアカーに乗ったとしても。全然歩けないわけではなく、調子がよければ歩けるのだから。

　社会の中で生きていくために歩こうとする。たとえすくんでも、なんとか克服しようと努力する。あきらめない精神が大事。

歩行

　歩くことに関しては3人がそれぞれに工夫をしている。そのどれが正しくてどれが間違っているということはできない。

173. 歩くということは

　右足に体重をかけると左足が浮き、次に左足を地面につけて左足に体重をかけると右足が浮く。このような左右への体重移動と身体のねじりの動作の繰り返しで歩いている。つまり、片足立ちを左右交互に繰り返しているわけで、片足で立ったときに身体が前方に傾いていると、足がついていこうとして前方突進になり、ついについていけなくなって転倒、または物にぶつかって止まる。そう考える

とバランスのリハビリの大切さがよくわかる。

174. 横へは行ける

　すくんだとき、身体が前傾姿勢のまま前へ足を出そうとすると前につんのめって転んでしまう。身体が前傾姿勢だと足をまっすぐ前に大きく出しにくいが、横または斜め前には比較的出しやすい。だから、前に足が出ないときには、斜め前に歩くつもりで足を運ぶと前方へ進むことができる。いわゆる"欽ちゃん走り"の要領だ。横へ進む"カニ歩き"でも歩くことができる。

175. 避けたほうがいい場所

　1人で歩くときは、人混みや横断歩道など、すくみやすい場所は避けたほうが無難だ。

176. 背筋を伸ばして

　PD患者の姿勢は上体が前に傾いて、両肩が内側に向くような形になっている場合が多いが、このままの姿勢ではつま先に体重がかかって、足が出しにくい。また、このような姿勢の時間が長いとこれが当たり前の姿勢になって、だんだん姿勢が悪くなってしまう。ときどき、自分の姿勢を街中のウィンドウなどでチェックしよう。

　上体を起こすための下記の運動をしてみるのもいい。

　①壁の前に立ち、かかと〜お尻〜頭を壁につけた状態で両手を上に挙げ、手の甲が壁につくまでそらす。この姿勢をしばらく続け、これを数回繰り返す。

　②壁に向かう形でつま先を壁につけるようにして立ち、両手を上に挙げて手のひらを壁につける。そして、手のひらで上のほうの壁を拭くような意識で手を上へ上へと伸ばしていくと背中が伸びる。

③介助者が患者のうしろに立って、患者の両腕を患者の両耳にくっつけるようにして上にあげ、手のひらをあわせた形でグィッとうしろへ引っ張ってしばらく静止する。これを数回繰り返す。

177. リズムも大事

歩くときには一定のリズムがあるが、PD患者ではそのリズムがきちんとしていないと思う。そのため、行進曲やメトロノームの音に合わせて歩くようにすると歩きやすい。自分で「1、2、3、4」と数を刻みながら歩いてもよいし、介助者に声をかけてもらっていっしょに歩いてもいい。

178. 腕を大きく振り、下をみない

大きな歩幅で腕を振りながら顔を起こして歩くようにする。そうすれば、しっかり歩ける。

コラム　この広い世界の道がすべて階段だったら

PDはいまさら言うまでもないが変わった病気だ。オフのとき、足が一歩も前へ出なくても、どういうわけか階段はスイスイと登れることがよくある。歳を取れば体力も弱くなってくるから、階段を何段も続けて登る気にはとてもならないと思う。でも若い患者の場合は違う。平らで広い道を恨めしく眺めながら考えてしまうだろう。「この道が全部階段でできていたらどんなによかったか。きっと自分は今のように前へ出ない足に苦しむことなく、踊るように、何段も何段も、階段を上っていったのではないか？」

その目にはきっとダンスを踊るように軽やかに階段を駆け上がっていく自分の姿が描かれているだろう。でも、実はそこにまた落とし穴があって、上るのはいいが降りるのはちょっとおぼつかない。バランスが悪いために上るときほどにスイスイといかず、苦労しかねないのだ。

179. 歩くことに集中

歩くときは気を散らさず歩くことだけを考えよう。歩きながら話そうとしてはだめ。歩くときは歩く、話すときは話す、単機能でいく。まわりの風景を見ながら買物をする楽しみがなくなったわけではない。友だちと腕を組んで歩けば観光も買物もできる。でもやっぱり、1人で何も考えずに自由に歩きたい、もう一度！

180. 腕の振りでわかる

腕が大きく振れているときは、身体の不必要な力が抜けてうまく歩ける状態にある。薬がしっかり効いているかどうかよくわからないとき、または効きすぎてジスキネジア状態かどうかが心配なときは、とりあえず歩いてみて腕の振りを確かめよう。

181. 軽いオフのときに歩くには

左右の足に同じように体重をかけたのでは歩きにくい。片足に体重をかけるようにして、反対側の足はつま先だけを床につけるようにして歩いてみると、歩きやすい。ただし、これをあまり長く続けると、体重がかかっているほうの膝を痛めかねない。

182. オフでも歩いてトイレへ

オフでほとんど歩けないけれど、どうしてもトイレに行きたい場合など、何としてもわずかの距離を歩きたければ、次のようにするとできる。

・姿勢をしっかり直立にする。
・腰を前に突き出すようにする。
・その姿勢を維持するために両手を腰のうしろに回して組み、グッと前へ押す。

その形を崩さないでゆっくり、一歩、二歩と数えながら歩く。

183. モデル気分で歩く

薬の効きがちょうどよく、すくまずに歩けるようなとき、「私はこんなにきれいに歩けるのよ」という気持ちで、胸を張り、頭を起こしてまっすぐ前をみつめ、大股で、モデルになったような気分で歩いてみると意外にサッサと歩ける。ということは、自信を持って歩くことが必要ということかもしれない。格好のいい服を着て、ヒールのある靴を履いて歩けたら最高。私はハイヒールを捨てずにまだ持っている。

184. 患者と歩くときには

患者のペースに合わせて歩く。階段を上がるときには、患者が先に歩き、介助者がうしろから歩く。階段を下りるときには、逆に、介助者が先に降り、患者がうしろになる。これは転落の危険を考えてのこと。一般にPD患者は平らなところは歩きにくくても階段は上り降りできるといわれているが、途中でバランスを崩すことは十分にありうるので気を付けて欲しい。

駅で電車を待つときには、前方突進の危険性を考えて介助者は患者の前に立つようにする。後方突進のある患者の場合、介助者は患者のうしろに立つ。

患者を誘導する際に、患者に向かうように立って患者の手を引いて、介助者が後ずさりしながら歩くのはお勧めできない。というのは前傾姿勢になっている患者がさらに前傾する可能性があるからだ。患者と歩くときは横に立って、患者と腕を組んで歩くのがよい。

そのとき、患者が前傾姿勢になっているようなら、歩き出す前に、患者の腰に手を当てて、腰を伸ばすように促したほうがいい。

> 介護から
>
> 患者と歩く
>
> 　腕を組みゆっくり歩くようにしますが腕に力を入れず、ふんわり腕を組むようにします。腕を組まない場合は、いつ倒れても助けられるように程よい距離を保って歩き、倒れてしまったら、大げさに騒ぎ立てないようにしていました。

杖の選び方

185. 折りたたみ杖

　私は折りたたみ杖を使っている。体の調子がいいときには二つに折りたたんで片手に持ち、目立たないようにしている。また、杖のつき方にも私なりの工夫をしている。普通は悪い方の脚とは反対の手に杖を持つが、私は脚が出にくい方の左手に杖を持ち、しかも普通より相当短めのものを使っている。歩くときぶらぶらさせていて、重心を失って前へ倒れそうなときにエイッとつくのだ。

　PD患者の場合、杖の使い方は人それぞれで、なかなか創造性にあふれた使い方をしているようだ。既成観念にとらわれず「自分のための杖」ということを新鮮な目で考え直してみたらどうだろうか。

186. 私の杖①

　私にとって初めての杖は介護ショップで買った金属製のものだった。杖をつくとガシャガシャ音がし、立てかけておいた杖が倒れるとすごく大きな音がする重い杖だった。そのあと接合部がねじ式に

なった木製の折りたたみ杖にした。ある日、タクシーから降りようとしたとき、転んで杖が曲がり、ねじの部分も歪んでしまった。木製の一本杖も使ってみたが、木製のものは少し重たいのが難点かもしれない。

　今、私が使っているのはとても軽いもので、杖の中にゴムの紐が通っていて、接合部はカーボン・ファイバー製の丈夫なものである。杖を倒したりして傷がつきやすいグリップ部分や劣化しやすい先端のゴムキャップ、中のゴム紐などの消耗品は取り換えることが可能だ。なるべく早めに交換しよう。

187. 私の杖②

　私の杖は身長に比べて少し長めだ。具合の悪い方は左脚で、右側に杖を持つと使いやすい。エスカレーターに乗るときやだれかと腕を組むときも、右側を支えてもらうと安定するのは身体が少し右に傾いているせいだと思う。

　具合のいいとき、手ぶらで歩くのも心もとなくて杖を使うことがある。本当に具合が悪いときは、杖があっても役に立たず、ほとんど気休めにしかならない。

　歩くときはトントンとリズムをとって歩く。人と腕を組んで歩くときは、杖は邪魔だから折りたたんでバッグにしまってしまう。下手に持っていると足を引っ掛けて危ないこともあるからだ。

188. 雨の日には杖がすべる

　雨で道路がぬれていると杖の先端のゴムが滑ることがある。杖を過信せずに、気をつけて歩きたい。

189. 2本の杖で歩く

　先日患者の集まりで、2本の杖を使って歩く患者さんに出会った。彼はシルバーカーを使って背を丸めていた以前とは大違いで、今は背筋をまっすぐ伸ばしてちゃんと歩いている。

　杖を持つ手と脚はどういう関係になっているのか尋ねてみたら、特に決まったやり方はなく、自分のやりやすい方法でいいそうだ。それよりも杖の長さが脚の長さと同じくらいであることが大事だという。なるほど3点で支えるより4点で支える方が安定するのは確かである。

　彼によると、デメリットは手首に体重がかかりすぎて傷めてしまうことや、両手がふさがってしまうため荷物を手に持てないことだという。たとえば、自宅で新聞受けまで新聞を取りに行っても、どちらか片手に杖と新聞をいっしょに持つしかないのが困るそうだ。家の中でもショルダーバッグを使うといいのかもしれない。

　もうひとつ彼が教えてくれた歩く方法はとても変わっている。杖の先端を足の先で蹴飛ばしながら歩くというもの。足が前に出なくて転ぶことがあるけれど、蹴飛ばそうとすると確かに足は前に出るのだ。この方法は、ユニークながら理にかなっていると思う。

すくみ足

　PDが進行すると歩き始めやちょっとした拍子にすくむようになる。すくみ方もその対処方法も人によりさまざまだ。「すくみ」を言葉で説明しようとするととても難しく、「すくんだ人にしかわからない」というのが最も当たっているかもしれない。

　進行したPD患者の歩行はすくみによって左右される。何とかし

たいと必死に対策を考える。

190. すくんだときどうするか？

　すくんだときには身体が前傾姿勢になっていることが多く、このままでは次の足が前に出にくい。このような場合には、以下の要領でやってみると動ける。

- 無理に動こうとせずに、大きく深呼吸して心を落ち着ける。
- 身体の前傾姿勢を起こして真っ直ぐにする。
- 片足を上げて、その足をかかとから先に地面につけるようにして大きく一歩を出す。
- 足を前後に開くようにしてその場で身体を前後に揺らして反動をつける。
- 足は動かなくても腕は動くので、腕〜肩を前後に動かし、ねじりの形を取り入れて身体を前に出す。

コラム　火事場を走って逃げる PD 患者

　PD になると多くの場合、動きが遅くなり臨機応変というにはほど遠くなってしまう。とすると、いざ自宅で出火したときにはどうなる？　むざむざ、煙に巻かれて死ぬしかないのだろうか？　心配になった新米患者が主治医に尋ねると大体は次のような答えが返ってくるだろう。

　「ああ、心配いらないんですよ。そういうときには普通に歩くどころか走れたりもしますから」

　火事とまではいかなくても、これと似た経験をした患者は多いだろう。普通に道を歩いているときに、「あ、今、薬はとっくに切れてるはずの時間だ」と、思い出したその瞬間に足がこわばり動かなくなってしまう。

　PD は確かに変な病気だ。医学的に脳の中でドーパミンが不足して起きることが明らかになっているのに、他方で、心の持ち方一つで軽くもなり重くもなってしまうようなところがある。

191. 薬との関係を考える

　すくみには、オンのときのすくみと、オフのときのすくみがある。対処しやすいのはどちらかというとオフのときのすくみで、この場合には薬を少し増やしてみると解決する可能性がある。

　オンのとき、むしろ薬が効き過ぎているときのすくみは、足が自分の思いとは別の動きをしてしまうという感じで、コントロールが難しい。薬が効いていないときに比べて動作に勢いがあり、すくんで転んだときには大きなケガになりかねない。

　効きすぎのすくみでは、薬を少し減らしてみると歩きやすくなることがある。

192. すくみの対処

　自分がすくむときの状況を考えてみると対処法がみえてくる。

　すくむ原因の一つは、方向転換しなければいけないとか目的地に近づく、狭いところを通るなど、歩くスピードと歩幅を変える必要があるときで、PD患者はスピードや歩幅を瞬時に変えることができずに、すくんでしまう。

　他にすくむことが多いのは、
- 人の視線を気にしたとき
- 人が縦横に交差する交差点
- びっくりしたとき
- 緊張したとき
- すくむのではないかという不安感が頭をよぎったとき
- 以前にすくんだ場所
- 急いでいるとき

などで、すくみには心理的要因もかなりあり、抗不安薬の手助けですくみが改善されることもある。

転倒を避ける

193. 転びそうな日の外出

　もちろん、クッションつきの膝用サポーターをつけて出かけてもいいけれど、だいたい転んで傷がつく場所は人により決まっていることが多いので、その部位にあらかじめ、広めの絆創膏を貼って出かける。そうすると、たとえ転んでも被害を最小限にくい止めることができる。

194. 転んでも…、骨折の防止

　転んで脚や腕の骨を折ると、運動障害がある PD 患者の場合は普

コラム　どうせ転ぶならうまく転びたい

　PD 患者ではなく、健康で老齢に差し掛かった人に整形外科医がこう言ったらしい。
　「お歳を召されると転びやすくなりますよ。転びかけたとき、片腕で支えようとすると腕が折れるかもしれません。でも、怖がって腕をださないともっと大きな事故にかなりかねませんよ。」
　そうか。腕は折れてもいい、とまず捨ててかかれということか！
　でも PD 患者の場合、腕を捨てたら連鎖的に体全体を捨てることにも繋がりかねない。骨折した腕を固定すれば今以上にバランスが悪くなる。骨折によって気が滅入り、治るまでの運動不足も PD 患者にはよくないだろう。
　まずは転びにくい体を作る、つまり、骨粗しょう症の予防とバランスの訓練が大切で、そして転ぶときはできるだけうまく転びたいものだ。若年患者がよくやるように「上体はきちんと起こしたままで膝を曲げてストンと地面に落ちてしまうように転ぶ」のはそれほど危険ではない。でも、身体全体が傾いてしまって転びそうなときは、手を出さずに顔面着陸の暴挙に出るべきなのだろうか？？

通の人より何倍も大変な目に遭う。バランス障害のせいで転ぶのが仕方ないとすれば、せめて骨折しないように注意しなければいけない。そのためには骨粗しょう症の予防が大事で、カルシウムの摂取や適度の運動、日光に当たるなどの対策が有効だ。

195. ヘッドガード

転倒しやすい人の大けが防止のためにはヘッドガードがお勧めだ。しかし、形がよくて素敵なものは、やや衝撃吸収力が弱いような気がする。

電動カート・歩行器

196. 電動カートで外出

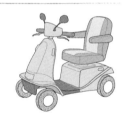

電動カート（シニアカー）を使い始めて、3〜6km（徒歩圏内）は1人で外出できるようになった。30分から1時間の距離で、それ以上だと疲れるし、飽きてしまう。最速でも早足くらいのスピードなので、歩行者扱いで歩道を走ることができ、8〜10cm くらいの段差や溝は乗り越えることができる。免許も要らないし、スーパーにも入っていける。

JRは手続きが必要だが、電車にはこのまま乗れるようになった。介護保険のレンタルでは、原則的に「要介護2」以上でないと借りられない。

歩く機会は減るが、安全に歩けるときには歩くようにして、楽に行きたいときはこれに乗るというように使い分けている。

197. 歩行補助車

使いやすい歩行（補助）車の条件を考えると、
・安定性がいいものは重くて大きい
・持ち運びしやすいものは軽くてコンパクト（折りたためる）

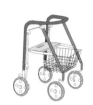

と矛盾してしまう。実際に私が選んだのは、心持ち小型の軽量コンパクトタイプ（右図）。

といってもそれほどコンパクトではなく、楽に持ち歩けるほど軽くもない。まあ、いい状態のときなら自分で持って階段をのぼれるという程度だ。本当はこれを使って1人で電車に乗れたらいいなと思ったのだけれど。

介護から

父の自己流リハビリ

転ぶ回数が少なかった頃（オンの時間が長かった？）は、朝夕散歩をしていました。今でも近所の人から「お父様はよく散歩をしていましたね」と言われます。

また、父は朝食後の食器洗いをしていました。食器を落とさないように指先に力が入り、良いリハビリになると言っていました。夕食の食器は多いのでしませんでした。雑巾を絞るのもリハビリになると言っていましたし、タオルのみでしたが洗濯物をたたんだりもしていました。

医師から歩くように言われていたことと、若い頃、結核を克服した経験があったからでしょうか、今、思い出す父の姿は、快復に向けて一途に歩く姿です。運動後、薬の効きが悪いと訴えた父に、医師から「動きすぎです。運動している間も薬が使われているのです」と注意されたことがありました。程よい運動量の見極めが難しかったのかもしれません。

198. シルバーカー・ショッピングカー

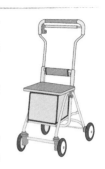

ショッピングにも使え、杖代わり、ときには椅子代わりになるシルバーカー（シニアカーとは別）は、高齢者や足腰の弱っている人が外出するときに、身体を支えたり、それに座って休んだり、荷物を運んだりするために使う手押し車で、介護用品専門店やホームセンターなどで販売されている。ときおりシルバーカーを使っているPD患者をみかけるが、これって歩きやすいのだろうか？　前方突進があるとツツーッと走り出してしまうような気がする。

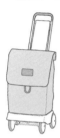

私はショッピングに行くときにはショッピングカーを引っ張っていく。重いものを両手にぶら下げて歩くのは、薬の効きが十分でないときには不安だ。ショッピングカーは買い物をするとき荷物を運ぶために使うもので、歩行補助を目的とするものではない点は注意が必要だ。ショッピングカーにはスーパーの袋3つ分くらいの荷物が入り、これだとあまり前傾姿勢にはならずに済む。

199. 福祉関連機器のお試し貸し出し

東京都世田谷区では約800点の福祉用具を展示している区立の展示場「たすけっと」がある。福祉用具の展示だけでなく、区民に限り試用のための貸し出しも行っている。実際に家で使ってみて、使い心地を確認してから買うとよい。

「たすけっと」

世田谷区立総合福祉センター、福祉用具・住宅改造展示相談室
http://www.tasuketto.net/

コラム　PD患者は車いすに乗って現れ、車いすを押して帰る

　ときおり、こういう風景にお目にかかる。慣れている人たちは、「ああそうか」と思い、別に驚きもしない。しかし、世の中の人たちは違う。

　「ええっ？　あなた、いったい何のために車いすに乗っていたのよ？　まさか、楽をするためじゃないでしょうね？」

　いいえ、楽をするためではなくて、実際に体が動かなかったのだ。薬が効いていなかったのだ。オフのときには本当に体が動かないことがあるが、いったんオンになるとスムーズに体が動くようになり、人によっては走ることさえできたりする。また、どうかすると効き過ぎ状態になり、ジスキネジアまで出てしまう。オンの状態ならばもう車いすはいらないどころか、体に力がみなぎってくるのを感じるので、車いすを押して帰ることになる。

　このようなオンとオフの2極状態を1日のうちに何度も行ったり来たりすることになると、精神的にも安定が失われ、ますますPD患者が理解されにくくなる。

memo

運動する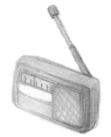

数年前からPDのリハビリが勧められるようになった。家事をすることそのものがリハビリだといわれていた時代があったが、病初期から身体のいろいろな機能を維持するためのリハビリを開始することにより日常生活をよりよく過ごすことができると言われるようになった。自分に合った運動や機能訓練を生活の中に取り入れ、楽しく続けられるように工夫しよう。

「継続は力なり」。少しずつでも続けることが大事。

運動、リハビリ

200. PDのための運動

PD体操というのがあるが、なかなか家で1人で続けることは難しいと思う。何人かで定期的にどこかに集まってする方が、楽しくて長続きするのではないだろうか？ スクワットやストレッチなどは毎日やるほうがいい。PD患者には腰痛のある人が多いので腰痛体操もするといい。ラジオ体操はだれでもみんな知っているし、考えてみると必要な運動はほとんど網羅されており、20分でできるので手軽だ。

運動はオンのときにするほうがいいと思う。オフのときに無理にすると十分に曲げ伸ばしができず、余計なところに力が入って関節

や筋肉を傷めることがある。

　理学療法士（PT）によるとオフのときにはオフのときにやる運動があるとのこと。

201. Wii®の勧め

　任天堂のゲーム機Wii®のソフトウェア"Wii Fit®"（ウィーフィット）を使うと、ヨガ、バランス運動、有酸素運動、筋トレなど40種類以上のトレーニングができるほか、容易に自分の体の重心の位置を知ることができる。PD患者にとって、家のリビングで手軽に、楽しみながらトレーニングできるのは大変ありがたい。

　また"Wii Sports®"（ウィースポーツ）は、リモコンを使って打つ、投げるなど、手軽にリアルなスポーツ感覚が楽しめる。たとえば、テニスゲームでは常にボールが自分の近くに来るので走る必要がなく、PD患者でもスポーツが楽しめる。家の中でやる孤独なスポーツではあるけれど、私がテニスやゴルフを楽しめるなんて感動ものだ。

　私は腰を滑らかに動かせないが、フラフープのゲームをやったときに、両腕を風車のように大きく振り回すとそれに連動して腰が動くことに気がついた。しかし、その腰も30〜40回ほど回すと動かなくなる。ひょっとするとこういうことがすくみや転倒と何らかの関係があるのではないか？　と考えつつ、フラフープに挑戦している。

202. 寝返りのための運動

　PD患者は寝返りがしにくく、ずっと同じ姿勢で寝ているため、眠りにくかったり、眠りが浅くなって夜中に目がさめたり、朝起きたときに腰が痛かったりすることが多い。日頃から寝返りのための運動をしているとよい。PD体操にもあるが、ねじりの運動が寝返

りを助ける。

203. 朝、腰が痛いとき 🍌🍒🍎

　朝、目が覚めたときに腰が痛いことがある。そんなときは、仰向けに寝たまま両手で膝を抱えて胸につくぐらい抱え込む運動を10分間程度すると、腰が痛くなくなる。

204. 通所リハビリ 🍎

　私は昨年夏に2カ月ほど、毎週1回遠くまで通ってリハビリ指導を受けたことがある。腕のいい理学療法士（PT）は、第一に患者の体にじかに触れて、筋肉の状態を正確に把握でき、そのときに気づいた問題点を改善する方法を知っている（たとえば体の一部の筋肉が他よりもこわばりが強いときには、その筋肉を和らげるための運動を指導する）。そして第二に、患者のさまざまの訴えに対して

介護から

アームチェア

　父は、座っていると自然に身体が傾くようになりました。食事をする際はアームチェアを使っていましたが、身体の傾く側に二つ折りの座布団を入れるようにしました。綿の座布団は優れもので、強度があり、傾く身体を支えてくれました。
　また立ちあがるときは、家族が椅子を引いて、父が椅子の肘を支えにして立ちあがりました。父は、椅子が壊れるくらい力を入れて立ちあがっていました。

　参考：身体がどちらかに傾きやすいのもPDの症状のひとつ。特に背骨に問題があるわけではなく、筋肉の固縮によるものと考えられる。直角に近いくらいに腰が曲がっている患者を見かけるが、それでもまっすぐに仰向けに寝ることができる。

その患者に一番適した方法を的確にアドバイスができる。リハビリでは、理学療法士と患者との関係は1対1である。

この通所リハビリは、十分価値がある。ただし、腕がよくてPDについて知識があり、ヒトの体を見る目が鋭い理学療法士を探さねばならない。

また、理学療法士がやるリハビリはあくまで指導なので、やりっぱなしでは効果がない。終わった後で家に帰って復習して学んだことをマスターするようにする。これができれば、相当の効果が期待できる！

205. 音楽療法

PDでは身体がリズムをうまく刻めなくなっているように思われる。音楽を聴くことにより身体が自然にリズムを覚えて歩きやすくなる。音楽に合わせて関節の曲げ伸ばしなどをするのも楽しくできていいと思う。ダンスのステップが踏めればもっといいのだけれど。PD患者にはカラオケ好きの人が多いようで、これは声のリハビリにいいと思う。大きな声を出すことはストレス解消にもなり、何よりも楽しいのが第一だ。

ヨガ（ヨーガ）

いろいろな点でPD患者に向いた運動であり、リハビリの一つとして推奨されるものではないかと思われる。

PDの治療は薬物治療が中心であるが、ヨガについては結構早い時期から着目されていたようだ。1999年に千葉県浦安市舞浜で第2回アジア太平洋パーキンソン病協会国際シンポジウムが開かれたと

き、私はたまたま出席していて、インドからのプレゼンテーションではPD治療の一環としてヨガが取り入れられているとの報告があったと記憶している。リハビリが重視されるようになって来た今、ヨガもまた期待を寄せられている。

この本の著者3人のうち1人が「アートヨガ」を、もう1人が「広池ヨーガ」を学んでいる。PDとの関わりの上でのヨガの特徴は次のようにまとめられる。

206. だれにもできるヨガ

私たちのやっているヨガは決して難しくない。子どもの頃から運動神経が悪く、体が硬くても劣等感を感じないでやっている。

「無理をしない」がモットーで、疲れる前に止める。いまできなくてもいつか（30年後？）できるようになる、と気を楽にしている。もちろん、ヨガのポーズにはかなり難しいものもあるが「体が硬くてできなければそれでよし」と先生は言う。

パワーヨガ、ホットヨガなどヨガの種類はほかにもいろいろあるが、やせるためにやるような強烈なものはPD患者にはもちろん向かない。

207. 深呼吸で緊張を解く

息をゆっくり吐くとリラックスする。心をゆったりリラックスさせると体からも力が抜けるので、緊張や不安を感じやすいPD患者には向いていると思う。お腹を膨らませて息を吸い、ゆっくり息を吐く腹式呼吸は心を落ち着かせる。人と比べて競争するのではないからのんびりやれる。

あわててパニックになりやすい患者には、すくみ対策に役立つことを期待している。長く続けたい。

10年以上前、私は外で突然バタンと倒れた。精神的動揺があっ

たときで、倒れたまま動けなかった。運よく通りかかった医師が「どうしました？」と尋ねてくれたので「PDなのです」と言うと深呼吸するように教えてくれた。深呼吸で動けるようになった。

　ヨガの腹式呼吸はなかなか難しいが、今だったらヨガの息の吐き方がうまくできれば大丈夫だと思う。

208. よい姿勢になる

　ヨガの基本姿勢がPD患者にとっていいかもしれない。背筋がスッとまっすぐに伸びた立ち姿勢、座った姿勢が身に付くのではない

コラム　"アートヨガ"をやって

　私の通っているところは"アートヨガ"といい、小澤直子さんが考案したまったく新しいヨガだ。体と脳と心の関係を踏まえて構成されており、体を刺激して脳への血流をよくするものが多い。私は、この"アートヨガ"で助けられ学ぶことが多かった。

　通い始めて10年になるが、最初は何一つ他の生徒さんと同じことができなかった。はじめはほとんど動かなかったアキレス腱を、今では自分の意思でギューっと伸ばすことができる。このことは脳への血流をよくする上で、とても大切らしい。体は、10年前とは比較にならないくらいほぐれた。

　また、アートヨガの歪み修正法が、わたしには相当効いた。今も首に歪みはあ

るが、おおむね真っ直ぐだと思う。そしてこのことはPD患者にとってとても大切なことだ。昭和55年からずっと更新してきた免許証の写真を並べると、私の首は平成元年頃から傾き始め、それはずっと続いていたが、アートヨガを始めて7年後の平成17年に撮った写真では私の首は再びまっすぐに戻っていた。体には、可能性がまだまだいっぱいあるのだ。

　「アートヨガ基本メソッド」というおよそ20分のプログラムがあり、毎日続けることで自分の体をほぐし整えてくれる。

　アートヨガの公式ウェブサイト：
http://www.ozawanaoko.com/

だろうか。またヨガのさまざまなポーズは体の左右のバランスを整えるように作られている。PD患者は身体がどちらかへ傾きがちなので、この点からもヨガはPD患者に向いていると言える。

memo

薬のこと

PD患者は一生薬を手放すことができない。薬と仲良くしたいなんて思わないけれど、相性が悪いと余計な副作用に悩まされることになる。相手の性格をよく知ってほどほどに付き合うのがコツかもしれない。友達関係とおんなじ？

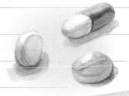

薬の管理

209. 調剤薬局を決めておく

調剤薬局には処方の履歴が残っており、ほかの病気の薬との併用で問題がある場合には、薬剤師がチェックしてくれるので1カ所に決めておけば安心できる。

210. 処方箋をファックス

近所に調剤薬局があれば申し分ないけれど、なかなかそうもいかない。用事のついでに薬局に寄るつもりのときには、病院の受付の人に「あらかじめ○○薬局へ処方箋をファックスしておいてください」と頼む。そうすれば、後で薬を取りに行った際にほとんど待たずに薬をもらえる。調剤薬局の人からは「あまり使わない薬で当薬

局には置いてありませんでしたので、取り寄せに多少時間がかかりましたが、前もってファックスしていただけたので間に合いました」と言われたことがある。事前のファックスは薬局の方にもメリットがあるようだ。

参考
「特定疾患院外処方の特例」
　PDでは現在のところ、ヤール分類（表）の3度以上で特定疾患の受給申請をすることができ、医療費助成を受けることができる。特定疾患の医療費助成には「院外処方の特例」があり、院外処方だと保険調剤費が無料になる。院外処方の普及のために採られた策だと思われるが、調剤薬局が増え、院外処方が普通になった昨今では、この特例が廃止されるのも時間の問題かもしれない。

表　ヤールの分類（PDの重症度分類）

1度	症状が片方の手足のみの状態で日常生活への影響はまだ極めて軽微。
2度	症状が両方の手足にみられるが、まだ障害は軽く、日常生活は多少の不自由はあっても従来通り可能であり、歩行障害はないかあっても軽微である。
3度	症状が両方の手足にみられ、典型的な前屈姿勢、小刻み歩行がみられる。日常生活は自立しているが、職種の変更などかなりの制約をうけている。
4度	両方の手足に強い症状があり、歩行は自力では不可能であるが、支えてもらえば可能である。日常生活でもかなりの介助を要する。
5度	ベッドまたは車椅子の生活で、ほとんど寝たきり。全面的介助を要する。

211. 薬の保管場所

　薬を病院や調剤薬局からもらってきたら、ベッドの脇やいつもいる場所に近い引き出しなどに保管する。あらかじめ1週間分のピルケースに1回分ずつ分けて入れておく。外出する日のために4分割・8分割のピルケースにも入れておく。1日4回服薬するとして1日分と2日分。

212. 薬の保存方法 🍌 🍒 🍎

　新しく飲み始めたけれどあまり調子がよくならなくて内服を中止した場合や、一時的に多めに処方してもらった薬がそのまま残ることがある。薬は時間とともに変化し、日光、温度、湿度、微生物によって変性、変質する。病院でもらった薬は冷蔵庫に保管するのが一番と言われるが、PDのようにたくさんの薬を一度に処方される場合にはすべてを冷蔵庫で保管するというわけにはいかない。

　できるだけ、直射日光のあたらない涼しい場所に、缶などに入れて保管するのがよい。病院でもらった薬はだいたい1年程度の保管期限と考えたほうがいいだろう。

213. ピルケースに入れる 🍒

　ピルケースに薬を入れようとして薬を床に落としてしまうことがある。私は訪問看護師さんに入れてもらうが、作業療法のつもりで自分でやったほうがいいのかもしれない。単にピルケースに薬を入れるだけなら介護保険でヘルパーさんにやってもらうこともできる。ケアマネージャーに相談してみよう。

214. 薬の予備 🍌 🍒 🍎

　緊急のときや急用などで受診できないときに備えて1週間分くらい余分に内服薬をもらっておくとよい。ただし、体調が安定していて薬の変更などがいらない場合に限る。

薬の副作用

215. 飲み続ける薬

　　　だから副作用には気を付けていたい。副作用には飲み始めてすぐに現れる症状と、長い間飲んでいるうちに現れてくる症状がある。すぐに現れたものはその薬を止めれば消えることが多いが、長い間経ってから現れたものは消えるまでに時間がかかることが多い。気にかかる症状が現れたら、早めに主治医に相談するように。

216. 急に症状が悪くなったら

　　　PDは進行性の病気だが、症状が急に悪くなるということはあまりないという。もし、数日のうちに症状が悪くなるようなことがあれば、すぐに主治医に相談し、診察を受けるようにしたほうがよい。

217. 副作用について聞いておく

　　　主治医が新しい薬を処方したときには、次のことを聞いておく。
　　　・副作用としてどのような症状が出る可能性があるか？
　　　・それはかなり頻繁に出る副作用か？
　　　・副作用と思われる症状が出たらどうすればいいのか？
　　　ちなみに、副作用については薬剤師に尋ねても教えてもらえる。

218. 入院の必要なとき

　　　PDは、本来は外来通院で経過をみるのが普通だが、次のような場合には医師から入院を勧められる。そのときには入院の理由、入院予定期間、入院中の治療方針などについて主治医とよく話し合うことが必要。

- 診断が確定しないとき：診断をはっきりさせるために入院する。
- 薬の調整のため：副作用が強い場合やコントロールが難しい場合。一般には短期入院となる。
- 症状が急に悪化したとき：ほかの病気があるかどうか検査する。
- 精神症状が出てきたとき：幻覚や妄想などが出た場合には薬を減らす必要がある。
- 悪性症候群になったとき：迅速かつきちんとした管理を必要とする。
- DBS（脳深部刺激術）の手術、電池交換手術のとき

219. 幻覚・妄想

　PD そのものの症状として幻覚が出ることがある。一瞬、錯覚かと思うような幻視のことが多いという。あるはずのないものが見え

コラム　幻覚をも温かく見つめた人

　「幻覚に、人物が現れ始める。影のように、人が部屋隅に立っていたり、座っていたりする。一人のこともあり、数人のこともあり。大人も出て来れば、子供も出て来る。パンツ一枚の小さな子供は愛らしい。彼らに敵意は感ぜず、むしろ親愛の情を覚えるから不思議」（三浦綾子 著、『難病日記』、角川文庫、p. 25、2000 年より引用）。

　ミリオンセラー「氷点」の作者、三浦綾子は敬虔なクリスチャンだった。彼女は PD をはじめ、結核やガンなど次から次へと襲ってくる病魔との闘いに一生を追われたものの、常に明るさを失わなかった。PD 患者にとって妄想や幻覚などの精神症状は本当に辛いものだが、彼女はまずは温かく「親愛の情」をもって受け入れていた。

　また、彼女は亡くなる 4、5 年前から「私にはまだ死ぬという仕事がある」と口にしており、死をしっかり見据えて暮らしていたのだった。

たり、自分には見えているのにほかの人は見えなかったりするのであれば、幻視を疑って主治医に相談する。また、誇大妄想や被害妄想なども現れることがある。幻覚や妄想はPD治療薬の副作用として現れることもある。周囲の人や家族が気付いたら、すぐに主治医に相談するようにしよう。

薬の飲み方

220. 錠剤が飲めないとき

　水に溶かして飲んでいいか、またはつぶしてもいいか主治医にきちんと聞く。錠剤の中には、胃で溶けず腸で溶けるようにコーティングされたものもある。だから、どんな錠剤でも水に溶かしたり、つぶしたりしていいというわけではない。L-ドーパは水に溶けやすいので、吸収を早めるために水に溶かしてもいいし、また噛み砕いてもいい。

221. 薬を理解する

　PDについて書かれた患者向けの本を1冊くらいは買って、病気や薬について基本的なことからしっかりと勉強したほうが医師と話が通じ、相談もしやすくなるだろう。しかし、いい加減な知識や間違った情報は余計な混乱を招くことにもなりかねないので注意する。使う用語（たとえばジスキネジア、ウェアリングオフなど）の意味が正しく把握できていないと、医師の話が理解できなかったり、違った意味に受け取ってしまったりする可能性があるので、正しい理解に努めよう。

222. 処方をノートに貼る

　少なくとも、薬局でもらう処方内容の紙をノートに貼って保存することは必要だと思う。できれば自分の内服の様子（どのように内服し、症状はどうか）についても記録しておくのが理想的だ。

223. 主治医と相談する

　処方箋には1回1錠、1日3回食後と書かれていても、PD患者の場合にはいろいろな飲み方があることを覚えておこう。何時間おきに飲むとか、細かく処方箋に書かれていないことが多い。1日の総量は変えなくても、飲み方を変えるだけで調子がよくなることもある。

224. 薬の量

　薬の必要量には個人差がある。どれだけの薬を服用すれば、どのような生活を送れるか、どのような生活をしたいか、などを主治医とよく相談することが大事だと思う。薬を必要以上に飲むのは問題があるが、「今、薬を少量にしておかないと将来もっと多くの薬が必要になってしまう」という理由で薬を極端に減らして不自由な生活を送っている人もいる。しかし、現在が満足できない状況で、将来今よりもよい生活を送れる可能性は低い。今を、よい状態で過ごしたい。

225. 薬を割りやすく

　若年性PDではL-ドーパ錠は、普通の人には信じられないほど、細かくして飲むことがある。たとえば、100mg錠を4分の1に割って飲んだりする。うまく割るためのコツは何よりも慣れだけど、一つの知恵は適当に湿気を与えることだ。シートから出して数日するとグンと割りやすくなる。

226. 薬をハサミで切る？！

錠剤を割線（錠剤を割りやすくするために入れてある線）のないところで割って飲むときに、意外なことに、ハサミが力強い味方だ。それも大きくて立派なキッチンバサミよりはそこらに転がっているような工作ハサミがいい。錠剤を刃の付け根近くにグッと当てて指で固定し、切るというか割る。

227. 毎日違って当たり前

同じ時間に同じ量を飲んだとしてもその都度、薬の効き方が違うかもしれない。毎日少しずつ異なる食事や睡眠、運動量などが、微

コラム　L-ドーパを割りやすくしたい！

若年性PD患者が集まったときそこに燃えるような想いがあった。ジスキネジアを避けようとしてL-ドーパ製剤（メネシット®、ネオドパストン®、マドパー®）の100mg錠を2分の1よりも細かく割って小分けにして飲みたい(注)が、なかなかうまくいかないのだ。患者たちは自分たちの手で何とかしたいと考えた。その意を汲んで、万有製薬がメネシット®のシートを改善してくれた。

さらに患者たちは100mg錠ではなく、もっと用量が小さい錠剤があったらいいのにと考えた。そして彼らが作成し集めた要望書は、紆余曲折の末、ジェネリック医薬品を製造するダイト社を動かして、ついに2008年にドパコール50mg®という低用量L-ドーパ錠剤が発売された。しかもこの50mg錠は、ひっくり返して裏側から人差し指の先でギュッと押すだけできれいに2つに割ることができる。彼らが夢見たことが、ダイト社によって十二分に実現されたのだった。

(注) ジスキネジアが出ないようにするには、L-ドーパの血中濃度の変化を少なくする必要がある。一般に、若年性PD患者はL-ドーパの効果がとても強く現れるので、L-ドーパを1/3～1/4錠にして服用したりする。老齢発症PDではこれほど細かく割る必要はない。

妙に影響を与えるからである。調子のいい日もあれば、悪い日もあって当たり前。調子の悪いときをどのように耐えるかが鍵となる。

228. 薬の調整のために 🍌🍒🍎

できるだけ、起床・食事・就寝時間などを一定にして、薬の内服とジスキネジアの様子やオン・オフの時間を観察し、毎日の状態をノートに記録しておくとよい。しばらく続けると、薬の効果がだいたい何時間くらい続くか分かり、薬をどのように飲んだらよいか判断しやすい。

229. 薬の特徴を知る 🍌🍒🍎

PD治療薬にはいくつかの種類があり、それぞれに特徴がある。薬の効きが最も強いのはL-ドーパで脳に入ってドーパミンになる。一方、ドーパミンアゴニストはドーパミン受容体に働いてドーパミンと同じような効果を示すが、薬効時間は一般的にL-ドーパよりも長い。L-ドーパは空腹時に飲むとだいたい30分くらいで効いてくる。その他の薬は薬効をはっきりと自覚するまでに時間がかかることが多く、効果が現れるまでに数週間かかるものもある。

L-ドーパは内服を止めればしばらくして効果がなくなるが、ドーパミンアゴニストなどはより長い間効果が残る。また、運動をするとドーパミンも消費される。便秘がひどいとL-ドーパの効きも悪くなる。

参考

L-ドーパ（レボドパ）：PDでは脳内のドーパミンが不足しているので、それを内服で補うことが主な治療であるが、ドーパミンを飲んでもそのままでは脳内に入ることができないので、L-ドーパを経口投与で補う（メネシット®、ネオドパストン®、マドパー®、イーシー・ドパール®など）。

ドーパミンアゴニスト（アゴニスト）：脳内にある受容体にドーパミンのように結合し作用を高める。病初期には単独で使われるが、病気が進行すればL-ド

ーパとの併用が主な治療となる（パーロデル®、ペルマックス®、カバサール®、ドミン®、ビ・シフロール®、レキップ®など）。

230. 薬の効きに影響するもの

L-ドーパは空腹時に飲むとよく吸収され効きやすいが、効果が切れるのも早い。お腹が膨れているときには吸収されにくく、ゆっくり効いてゆっくり切れる。L-ドーパの吸収は胃の酸度によっても違ってくるため、レモンジュースやグレープフルーツジュースで飲むと吸収がよくなるがジスキネジアが出やすくなるので注意が必要だ。胃薬の中にはL-ドーパの吸収を悪くするものもある。また、タンパク質の多いものを食べたり精神的ストレスや不安感があるとL-ドーパの効きが悪くなる。

コラム　ドーパミンアゴニストの人に言えない副作用

ドーパミンアゴニストは、稀にではあるが、人に言い難い副作用が出ることがあるようだ。アメリカでは賭博癖が起きるとしてすでに訴訟が起こされており、日本でも賭博癖が問題になりつつある。日本の場合はたぶん、パチンコ、スロット、宝くじ、競馬だろうか？　この中でもっとも問題になりやすいのはパチンコだろう。だれでも簡単に行けるけれど、これから抜け出すのは難しいようだ。

ドーパミンアゴニストには、このほかにもいろいろと不思議な副作用があるらしい。たとえば、意味もなく何度も繰り返して壁を塗り替えたり、電化製品をただ分解し続けたりという例がある。それから深刻なのは性欲の亢進だが、患者は自覚していてもなかなか主治医に訴えることができないだろう。また、インターネットや通販で必要もないのに買いまくったりということもある。

医師との付き合い方

231. 最後にしてもらう

もし、話したいことが沢山あるときには、診察時間の最後に予約を入れてもらう。待ち時間が長くなるのを覚悟しなければいけないかもしれないが、他の患者さんのことを気にせずに主治医と話せる。ただし、主治医の仕事が外来診療だけでないことも理解しておかなければいけない。

232. 話し合える関係

医師と患者の関係は、医師が患者を一方的に指導するのではなく、PDの場合は特に、患者と医師が治療について対等に話し合えるのが理想だ。医師は医療情報と多数の患者を診た経験から、患者は自分の実際の体験から情報を出し合って考える。PDの治療はいわば医師と患者の協同作業と言える。だからできるだけ気が合い、気持ちが通じる医師に診てもらおう。主治医に恵まれないのは、配偶者に恵まれないのと同じくらい不幸なことだと思う。

233. わかるように話す

症状を医師に伝えるときにはどういう状態か、数字を挙げるなど具体的に、比喩を使いながら自分自身の表現（ことば）で話すとよい。たとえば「薬効時間は〇時間くらいで、効果が切れる前に体がくねくねする」という風に説明するとわかりやすい。"自分の状態を医師にできるだけ正確にわかってもらう"ことが全ての基本となる。

234. 書いて持っていく

　もう何年も前から、自分の様子と薬の飲み方をパソコンで紙1枚に打って持って行く。主治医はざっと読んでそれをカルテに貼り付ける。私もまた自分のファイルを保存している。私の場合はPDの診断がついたときからずっと今の主治医に診てもらっており、先生は薬の飲み方も相当の自由度で私に任せてくれている。その信頼を大切にしたいと思う。

235. 近くのかかりつけ医

　できれば神経内科の専門医の他に近くにかかりつけ医もいるほうが安心できる。PD以外の病気のときや急に症状が悪化したときなどには、まずかかりつけ医に相談する。普段からよく診てもらっている医師なら、必要に応じて専門医を紹介してくれる。

コラム　　白衣ジスキネジア

　ジスキネジアは、日本語では「不随意運動」という。文字通り"意図（随意）せず勝手に体が動く"ことをいう。発音しにくいため、「付随運動」（ふずいうんどう）と表記しているのをみかけることがあるが、これは間違い。

　ジスキネジアは意地悪である。出てもらいたくないときに限って出てくるような気がするからだ。

　ジスキネジアはL-ドーパの血中濃度の急激な変化で起き、緊張・興奮すると余計ひどくなる。そのため主治医の前だと、驚くほどひどくなることがあり、患者が話していることより、目の前のジスキネジアが医師の注目を集めてしまうこともある。いつも起きているわけではなく、主治医の前など緊張しているときに起こりやすいということを理解してもらう必要がある。患者の状態を医師に正しく伝えるのは本当に難しいものだ。

3人の個性がここにも…ピルケース

　日本では、まだ日陰の道を歩かされているピルケースだが、PD患者の世界では脚光を浴びている。患者が快適に生活するために必要だからだ。以下は3人の患者がそれぞれピルケースに寄せる思いを綴ったものだ。

236. 変わっていく好み

　まだ病気になって間もない頃、人前で薬を飲むことにも耐えられなかった。そんな私には高価でも、使いにくくても、綺麗なピルケースが必要だった。やがて病気をわが物としたとき、ピルケースに求めるものは変わっていった。健康人よりは多少は不器用な指で欲しい薬が的確に取り出せるか？　不器用な手つきではピルケースを床に落とすこともままあるが、それで簡単にふたが開いたり、壊れてしまったりしないか？　そんなことが大切になってくる。

　どのようなピルケースが必要かというのは人によって異なり、薬をどういう風に飲むかを反映している。私は自分の1日分の薬の総量を全部入れておいて体の調子と相談しながら、飲んでいく。だから薬を自分の指で選び出して飲む。

　今使っているのは、美術館の売店で見つけたフェルメールの「牛乳を注ぐ女」の絵がついていていかにもかわいい。少しばかり薬を取り出しにくいが、あえてそこを曲げてもかわいさをとる余裕があるって、嬉しいことではないかしら？

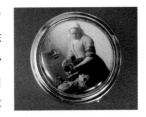

237. 機能と美しさを求めて

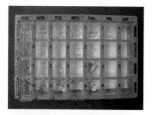

スウェーデン製の「ドセット」は機能的で色が綺麗だ。文庫本サイズで縦に4つ、横に7列の区画があり、1日4回、1週間分の薬が入る。旅行のときにも最適。

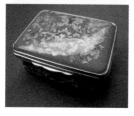

お気に入りはイギリス製のエナメル細工が美しいピルケース。人前で薬を飲むのが嫌だったけれど、遠慮しないで飲めるようになった。現在は外出時にたまに使う程度でほとんどコレクションと化している。

バッグやポケットに入れて持ち歩くのは、プラスチック製で薄い8区画型で、2日分の薬を入れている。欠点はひとつひとつの区画のふたが、きつかったり緩かったりすることだ。ドセットは小さなものでもふたが勝手に開かないので安心できる。

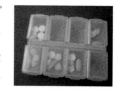

238. 3段階式セットシステム

ピルケースはいくつも持っているけれど、結局プラスチックのものが一番軽くて使いやすい。楕円形で中が3つに仕切られているのをパンツの左ポケットに入れている。ポケットに入れても気にならない大きさだが、バッグに入れるにはちょっと小さすぎて、バッグの中で探すのに苦労する。

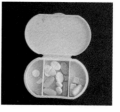

気が付いたときにすぐに取り出せるように、パンツのポケットに入れておくのが私には一番いい。これに1日分プラス1錠ずつ予備を入れている。

もう一つ、6つに仕切られた中くらいの大きさのピルケースには、飲んでいる6種類の薬をそれぞれの仕切りの中に入れている。だいたい3～4日分が入る。

　さらにシートのままの薬をポーチに入れて持ち歩くようにしている。3段階にも分けて持ち歩くのは、いつ何が起こるかわからないからだ。もし、大地震があったりしたら、最低1週間分ぐらい手元にないと安心できない。なにしろ、薬がなければどうすることもできないから、命より大事かも。

コラム　夢のL-ドーパ治療法を求めて―Duodopa®（デュオドパ）？！

　若いころからPDになり、そしてそれを一生抱えて生きていく事を迫られるとしたら、それは大変なことだ。多くの場合、いつの間にか覚悟ができるが、そのときにはすでに、ジスキネジアが起きやすくなっていたり、薬の調整困難のために社会から退くことを強いられていたりする。

　Duodopa®というのはL-ドーパのジェル状の懸濁液で、コンピュータで管理された腹部の体外ミニポンプを通して直接小腸にL-ドーパを注入するシステムだ。これは欧米ではすでに進行期の患者に使われているが、腸管から一定量のL-ドーパがコンスタントに無駄なく吸収される。管理の手間は確かに煩わしく、費用も著しく高額だ。

　医学技術について無知で医療コストに無頓着なあるPD患者は、一生L-ドーパに頼って生きてきた自分の人生を振り返り、ふと一時の夢をみてしまう。「L-ドーパの服用が適切に管理できたらなあ」、「もっと若いときからDuodopa®を使えたら患者の人生はどう変わるのだろう…」と。ひょっとすると、ポンプの管理で相当な不便をかこちながらも、他方ではジスキネジアからもオフからも無縁な一生が保証されるのだろうか。

　http://www.duodopa.co.uk/pages/homepage.asp

memo

体のこと

　PD は運動障害が主な症状と考えられていたが、今では、それ以外の症状（非運動症状）もいろいろあることが知られている。しかもそれらの多くは PD 治療薬に反応しないものが多く、また PD の発症前からあるものもある。
　今や PD は全身性の疾患と言ってもいいような感がある。

睡眠の工夫

239. 睡眠障害

　PD 患者で睡眠障害を訴える人は多い。その訴えは多彩で、
- こま切れな睡眠（夜中に何度も目が覚める）
- 寝つきが悪い
- 早朝覚醒
- 日中すぐに眠ってしまう
- 悪夢をみる
- 突発性睡眠発作

などが挙げられる。睡眠不足は症状を悪化させる原因となるので、睡眠を十分にとることが大切だ。規則正しい生活を心がけ、一定の時間になったら床につく習慣を身につけたい。

240. 眠くて困ったときは

　だれかと話す、アメをなめる、ガムを噛むなど口を動かすと眠気を少し和らげることができる。もしくは工夫でも何でもないが、眠くなったら寝てしまうのも手だ。これは、子どもの頃からの私のやり方。

241. Take it easy（気楽に行こう）

　PD 患者はともすれば睡眠障害に陥りやすいことを私たちは知っている。睡眠障害はときには重大な問題を引き起こすことだってあるから、決して侮ってはいけないと思う。

　最近、PD ではない人や健康な人でもうまく睡眠がとれないという人が意外に多いことに気が付いた。「一晩に 5 時間も眠れたら本当にうれしい」という意見をまわりの何人かから聞いた。「眠れないのは私だけではないらしい」、そんな安堵感と連帯感（!?）に慰められつつ、眠れないと言っていた友だちの顔を思い浮かべながら、長い夜を過ごすのもまたいいかもしれない。

242. 眠りやすくする

・日常生活のリズムを整える。就寝・起床時刻を規則正しくする。
・20 分以上日光に当たる。
・軽い運動をする。
・昼寝は 20 分程度とし、あまり眠り過ぎないようにする。
・ストレスをなくす。仕事上の悩み、家庭の悩みなどを解決する。
・リラックスする環境を作る。
　　眠る前に軽い体操（ストレッチなど）をする。
　　ぬるめのお風呂にゆっくりと浸かる。
　　寝る前のコーヒー、緑茶、アルコールは避ける。

アロマ効果（アロマオイルやハーブティーなどの香り）を楽しむ。
　読書をする。
　音楽を聴く（眠りへ導く効果のある音など）。
・眠りやすい環境を作る。
・邪魔な音や光を防ぐ（耳栓・アイマスクなど）。
・クーラーやエアコンで快適な温度と風量を保つ。
・気持ちのよい寝具（布団・枕・パジャマ）を使う。
・心を落ち着かせる色のカーテン（ブルー、グリーン、パープルなど）にする。
・「眠れない」、「早く寝なくては」などと考えないようにする。
・痛みやふるえ、ジスキネジア、むずむず脚などで眠れない場合にはそれらをできるだけ取り除くようにする。

243. 寝言を言う 🍌🍒🍎

　患者仲間と一緒に泊まると寝言を言う人が多いことがわかる。ときには夢遊病状態でうろうろとして冷蔵庫をあけて何かを食べ、翌朝全く覚えていない人もいる。寝言で歌うこともあるし、自分で寝言を言っているとわかっていながら眠っていることもある。

介護から

湯たんぽ

　羽毛布団が重いと父が言いました。下着を着て、パジャマもネルのような生地のものを着ていましたが、それでも寒いというので、掛け布団を増やすのではなく、湯たんぽを使いました。電気アンカではなく、昔ながらの湯たんぽの方が低温やけどをしないと思います。注意することは、寒いからといって足の近くに置かないこと。

便秘の対策

244. みかんがお勧め

　　便秘に悩むPD患者は多く、それぞれの人がいろいろ苦労していると思う。私はみかんが好きで1年中よく食べるせいか、あまり便秘に悩んだことがない。みかんの房（じょうのう）もいっしょに食べるほうが便秘によいように思う。

　　意外に知られていないのが、みかんにもいろいろな種類があるということ。珍しいものでは、天草、はれひめ、紅まどか、はるか、黄金柑、小夏など、次々に新しい品種がでてくる。先日、「はるみ」という品種をいただいた。手で皮が剥けるため食べやすく、おいしかった。早春から春にかけては柑橘類が豊富になるので、いっぱい食べよう。スーパーではなかなか手に入らない品種をインターネットで探して試してみるのも楽しい。

　　また、みかんの方が自然だけど、ビタミンCを含むマルチビタミンやミネラルなどのサプリメントを摂っても便秘になりにくくなると思う。

245. 便秘の解消に

- 朝起きてすぐに冷たい水を飲む。
- 毎朝のトイレの習慣をつける。
- PD患者はオンのときにトイレに行くように心がける（オフ状態では十分に気張ることができない）。
- おなかをマッサージする（おへそを基点に「の」の字を書く要領で）。
- 腹筋を鍛える。
- 適度の運動をする。

・下腹部を暖める。
・食物繊維を多く含むものを食べるようにする（切干し大根、豆類、とうもろこし、かぼちゃ、ごぼう、いも類など）
・ヨーグルトは腸内のビフィズス菌の繁殖を促す。朝食にシリアルとヨーグルトやミルク、果物、ドライフルーツなどをいっしょに食べる。

冷えに対する工夫

246. 寒いときには

身体が丸まってしまい動きが悪くなる。動かないとますます動けなくなってしまう。できるだけ身体を暖かく保って、動きやすくするには、

・室内と廊下の温度差を少なくする。
・お風呂に入ってマッサージをする。
・ルームシューズをはく（足底に滑り止めのついたものを選ぶ）。
・レッグウォーマーを使う。
・暖かいものを飲む（ミルクティー、葛湯、ココア、甘酒など）。

床ずれ

PDが進行して動けない状態が長く続くと、床ずれができやすくなるが、栄養状態の悪化が一つの鍵となる。風邪や脱水症状、高熱、肺炎などに気を付けるようにしよう。

247. 床ずれの予防 🐦🍒🍎

- 体位交換をこまめに行い、長時間同じ姿勢をとるのを避ける（PDでは、オフになって薬に手が伸ばせず、そのままの姿勢で全く動けなくなってしまうことがある）。
- シーツやパジャマのしわも床ずれの原因になる。
- 身体を清潔にする。
- 栄養を十分にとるようにする。
- 血行をよくするためにマッサージをする（入浴も血行を改善する効果がある）。
- 除圧マット（エアマット）を使う（布団にかかった体重の圧力を分散して、1カ所に集中的に圧力がかかるのを妨げる。介護保険でレンタルできる）。

248. 早めに処置をする 🐦🍒🍎

赤いだけならその部分を軽くマッサージして血行を促す。びらんまたは潰瘍になっているときには、傷の部分を清潔に保つように心がける。床ずれはお尻の骨の最も突き出ている部分にできやすいが、その付近は排泄物などで汚れやすく、清潔にするのはなかなか難しい。傷が深かったり、ジクジクしていたり、悪臭があったりす

介護から

安楽椅子

　ベッドから移動してくつろげる場所があると床ずれの予防になるかもしれません。安楽椅子は長時間腰掛けて休息でき、椅子の角度を変えられるものならば横になることもできます。私の父（患者）は好んで座っていました。ただし難点は、自分一人で立ち上がれないことと、そのまま寝てしまうと風邪を引きやすいので注意が必要なことでした。

るときはきちんとした治療が必要なので、医師に相談する。

記憶力の維持

PD に記憶力の低下を伴うことはかなり多い。PD が原因ではなくても、年齢的な要素もあり、かなり気になる。

249. 記憶力の衰えを補う

私は手帳より少し大きいくらいの手軽なノートを用意し、バッグに入れて持ち歩き、日付と気が付いたことをメモしておくようにしている。ときどき見直して、済んだものをチェックして消し、残った事項はまた書き直しておく。買い物に行くときには買うもののリストを作っていく。でも、そのリストを持っていくのを忘れたりして…最悪！

250. 記憶力の維持

記憶力の維持には、口や手を動かすことが重要だという。つまり、友だちをはじめいろいろな人と話したり（電話代に注意！！）、手と頭を働かせる料理をしたりするのがいいかもしれない。ありあわせの材料で献立を考えたり、レシピを自分流にアレンジするなどはかなり頭を使う作業だ。また、自分の思いを整理して文章を書くこともいい。

251. 思い出したらすぐに実行

私は大きなカレンダーを壁に貼ったり、1カ月あるいは1週間の予定が見開きになっている大判のスケジュールノートを手元に置い

ておき、予定を書き込むようにしている。

　また、約束や用事を思い出したら、できるだけすぐに実行するようにする。

252. 決まったやり方に従う

　記憶に自信がないなら、鍵や老眼鏡など、よく使うものの置き場所を決めておいていつも同じところに置くようにする。

253. 携帯電話のアラーム

　予定を忘れそうだと思ったら、携帯電話のアラームを設定しておくのもいい。カレンダー機能のついた携帯電話ならば、予定の入力とアラーム設定ができる。

254. パソコンで管理

　Googleカレンダーひとつに家族がそれぞれ違う色で予定を書き込み、ひと目で家族全体の予定がわかるようにして管理すると便利だ。これは優れものだと思い愛用していた。ところがある日、私が記憶している外出予定日より1日早い日に夫が外出予定と書き込んでいた。私は自分の記憶力を疑いカレンダーを信じてしまった。でも後で夫の入力ミスとわかった。やはり基本は自分の記憶力！

介助・介護

PDが進行すると日常生活に手助け（ヘルパー）を必要とするようになってくる。助ける側も助けてもらう側も、おたがいに気持ちよく付き合えるようにするにはどうすればいいのか？
おたがいを思いやる心と相手を尊重すること。
それは優劣の関係ではないはず。

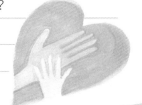

サポート

255. サポート 🍌🍒🍎

人に手伝ってもらうときは、
- どんなときに
- どんな手伝いを
- 何に気をつけてして欲しいか、

あらかじめはっきり伝えるようにしたい。外出介助を頼むとき、旅行についていってもらうとき、家事を手伝ってもらうとき、相手によくわかるように伝えることが大切だ。

256. 患者同士 🍌🍒🍎

患者同士でサポートする場合、例えばいっしょに旅行するようなときには、相手の患者に負担をかけ過ぎないように気をつける。た

とえ自分よりいくら状態がよくても患者は患者だ。できること・できないことをお互いに言葉に出して確認したい。

257. いっしょに歩くとき

それほど親しい人ではなくても、いっしょに歩くときは、かならず事前に「歩いているときに話しかけないように」と確認する。歩くことに意識を集中しなければいけないからだ。遠慮してそれを言えず、転んでしまったら余計に相手を困惑させる。

258. 移動サポート

移動に関わるサポートは、PD患者にとってかなり重要だと思う。患者が集まるときは、移動の手段を考えなくてはならず、もちろん日常生活を支えるためにも必須のサポートである。だが、移動サポートの公的制度はないといってもいい（介護タクシーはある）。市区町村によっては行政が移送サービスを実施しているところもあるが、社会福祉協議会あるいはNPOの移送が主である。あとはタクシーを使うか友人・ボランティアに頼むしかない。

以上は車による移動サポートだが、"人による移動サポート（歩行介助）"も得るのがかなり難しい。介護保険では日常の買い物や市役所・選挙に行くとき、および公共交通機関を使った通院くらいしか外出介助を認めていないので、ほとんどの移動支援は自費で頼まざるを得ない。歩行に問題がある患者が普通に近い生活をしようとすると、月額数万円もの移動費用を支払うことになる。

259. 大切な人たち

PD患者の生活をよりよくするためには、相談できてアドバイスを受けられる何人かの専門家を持つことが大切になる。神経内科医はもちろんのこと、一般の内科医、理学療法士（PT）、訪問看護

師、ヘルパー、ケースワーカー、薬剤師、ケアマネージャー、ソーシャルワーカー、PDを理解してくれる歯科医、社会保険労務士、移送サービス、マッサージをしてくれる人、ヨガの先生、そして専門家ではないがボランティアグループ、いい友だちといい家族。いつも周囲のさまざまな人たちに助けられて生活していることがわかる。

介護から

コミュニケーションが大切

　当初は父も私も思っていることを言わず、息苦しく、よい（楽しい）雰囲気ではありませんでした。父の症状や私の立場（妻・主婦・母・娘）を意識しながら意見を言うのは勇気が要るけれど、できるだけ言うように心がけました。
父からは、
- 三度の食事時間を守って欲しい
- 家の中を散らかさないで欲しい（床に物を置きっぱなしにしない）
- 特に、玄関は散らかさないで欲しい
- 二階にあった寝室を階下に移して欲しい

などの要望を聞いたことで、「危険性に対して問題意識をもつこと」ができました。
私は、
- やってみて、できなかったことは手伝うので言って欲しい
- 「ありがとう」を言って欲しい

などをお願いしました。お互いが無理強いせず、我慢し過ぎず、意見を言ったことで雰囲気が良くなったと思います。

介護保険

介護保険制度は 2011 年度（平成 23 年度）に大幅改訂の予定

260. 介護保険と自立

ある程度の手助けがあれば自立できる人を手伝うのではなく、すでに自立できなくなった人の世話を最低限するというのが介護保険の目的らしい。だから介護保険を利用して PD 患者の生活を楽にするヒントというのはあまりないが、以下にサービスを挙げてみる。

- 「福祉用品の貸与」：通常レンタル料の 1 割の自己負担で借りられる（例　購入すると 20 万円の電動カートは普通に借りると月 2 万円だが、介護保険を利用すると月額 2000 円で借りられる）。また、介護ベッドなど、要介護 2 以上が対象となっているが、特例措置もあるようなのでケアマネージャーに相談してみよう。
- 「機能訓練（リハビリ）」
- 「生活援助」：同居家族がいる場合はなかなか生活援助が受けられないようだが、厚生労働省は家族の負担を軽減するという制度本来の趣旨とは異なるとして、2008 年 4 月にそうした運用をしないように都道府県に通達しているので相談してみるとよい。
- 「通院介助」：病院への往復に徒歩や公共交通機関を使う場合に限り算定される。タクシーを使った通院は通院介助には算定されず、介護タクシーは乗降介助の部分のみ算定される。たとえ病院内でも待ち時間は算定されない。詳しいことはケアマネージャーに相談しよう。

> 介護から
>
> 前向きに
>
> 　以前からよい親子関係にあるとはいえない私は、どう父（患者）に接したら良いのかわかりませんでした。父の通院に付き添ったり、父にとってどんな環境が安全か考えたりするようになり、時間はかかったものの、前向きに父を受け入れ、心から介助してあげたいと思えるようになりました。

261. 助かること

　介護保険で助かるのは、何といっても利用料（自己負担分）が1割でいいことだ。いずれ負担が2割になる可能性はあるけれど、サービスが受けられる場合には、これが大変助かる。不十分とはいえ、最低限必要なことをやってくれる。

　ケアマネージャーという生活上の相談相手ができるのもとてもうれしいが、それには質のいい親身になってくれるケアマネージャーを選ぶことが大切となる。同様にヘルパーの質も重要だ。介護保険に欠ける人間的温かみを少しでも補うのは、一人の具体的人間でしかない。気の毒なことに質のいいケアマネージャーとヘルパーは行政と利用者の板ばさみになって苦労することになる。営利だけが目的のケアマネージャーにはあまり期待できないかもしれない。

262. デイサービス

　デイサービスは、外出が不自由になって人と会う機会が減ったとき、あるいは家族が1週間に1～2日は休養したいというときに利用するといいかもしれない。患者自身も気分転換になり、生活にリズムができるようになる。デイサービスにはさまざまな種類があり、リハビリ専門のものもあるようなので、市区町村の介護福祉課

やケアマネージャー、あるいは地域包括支援センターなどで聞いてみよう。

　私は機能訓練を兼ねて週1回4時間のデイサービスに通っている。往復は他の人のように送迎バスではなく、近所なので自分で電動カートに乗っていく。私はここの理学療法士（PT）の機能訓練を受けたいのでデイサービスに通うことになった。私は最年少で、話し相手は親の年齢（80歳から上）の人がほとんどだが、話が面白い人はいるし、楽しくないこともない。時間単位は4時間から6時間で、これは施設によって異なるため、制度と施設に合わせて選択する必要がある。制度に合わせるのではなく、利用者の必要に合わせた制度になることを望んでいる。

263. デイサービスの性格

　デイサービスには、原則的に65歳以上のお年寄りで家にいてもすることがなく、軽度の認知症の人が多い。しかし60代の人はあまりおらず、75歳以上の人がほとんどで、つまり長生きでずっと健康に暮らしてきた人たちだ。これは私の通っているホームに特有のことではないように思う。年老いてなお、身体も頭も活発な人がいたら、そういう人はデイサービスには来ない。だから65歳未満のPD患者は非常に特殊な存在になるため、認知症がない話し相手は限られてしまう。デイサービスに積極的目的があるならば、年齢・状態別にするなどの工夫をしないと、ただ寄せ集めて時間を過ごさせるだけに終わるかもしれない。

参考
デイサービスとは
　自宅から通いながら、入浴・食事・各種介護・機能訓練（予防介護）・レクリエーションなどのサービスが受けられる。高齢者と障害のある人を対象に、本人と家族の精神的・体力的負担を軽くし、毎日の生活をよりよくするという目的で行われている。

ショートステイを利用して

介護から

　私自身が病気（バセドウ病）になったこともあり、「父に申し訳ない」という気持ちもありましたが、肉体的疲労がピークになる前にショートステイを利用しました。ときにはこれを利用して、旅行に出かけたこともあります。

　また、医師などPDの症状を理解している人や介護経験のある人に話を聴いてもらい、心の安定には「聴くこと」と「聴いてもらうこと」の両方がとても大切だと気付きました。しっかり理解できませんでしたが、般若心経を読んだりしたことも、立ち止まって自分を振り返る（考える）ためのカウンセリングのような効果があったかもしれません。

　相手を幸せにするためには、まずは自分が幸せを感じる必要があると思います。自分を見失うことなく、精神的に余裕をもって、ときには自分自身を「よくやっている」とほめてあげることも重要ではないかしら。

　PDは百人百様ですし、介護だって百人百様でよいと思います。

264. 介護保険の利用

　介護保険についてわからないときは、全国の市区町村にある「地域包括支援センター」に相談する。介護保険の申請窓口は、自治体の介護保険課あるいは高齢介護課にある（ただし、自治体によって呼び方が異なるので注意が必要）。原則として65歳以上の要支援あるいは要介護と認定された人がサービスを受けられる。また、2号被保険者として40歳以上65歳未満のPD患者も特定疾病の患者として認定の対象になる。

　申請後、市が委託する調査員が調査した結果、「介護認定審査会」で要介護度が決定される。定められた質問事項にはPD特有の症状を尋ねる項目はないので、特記事項として自分が困っている症状を書いてもらおう。主治医が意見書を書くことになるので日頃の症状

をよく伝えておく。調査後、だいたい1カ月で結果が届く。

　ケアマネージャーは、利用者の状態・生活をよく知っていて必要なアドバイスとサービスを考えてくれる人を選ぶとよい。私の場合は友だちの知り合いで介護保険開始前から自立援助（自費の家事援助）サービスのコーディネーターだった人に頼んだ。利用者を思いやってくれる人だとストレスが少なくて済む。

表　要介護度のめやす

要支援	1	日常生活はほぼ自分でできるが、現状を改善し要介護状態予防のために少し支援が必要。
	2	日常生活に支援が必要だが、要介護に至らず改善する可能性が高い。
要介護	1	立ちあがりや歩行などに不安定さがみられることが多く、日常生活に部分的介助が必要。
	2	立ちあがりや歩行などが自力でできないことが多く、排泄や入浴などにも一部あるいは全介助が必要。
	3	立ちあがりや歩行、排泄や入浴、衣類の着脱などに、ほぼ全面的な介助が必要。
	4	日常の生活全般にわたり、さらに動作能力が低下し、介護なしでは日常生活が困難。
	5	生活全般に全面的介助が必要で、介護なしでは日常生活はほとんど不可能。

緊急時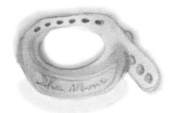

世の中いつ何が起こるかわからない。特にPD患者は緊急事態に弱いように思う(とっさのときには走ることもできるのがPD患者の特質という意見【コラム(p 107)】もあるけれど…?)。自分や家族の緊急時にどのように対処したらいいか、普段から心に留めておくようにしたほうがいい。

265. 連絡先を明記しておく

自分や家族が急に倒れたり、事故・入院などの緊急時に、PD患者は(患者でなくとも)パニック状態になる。そういうときすぐに必要な相手に連絡できるように、目につくところに連絡先を書いておく。家族・主治医・ケアマネージャーなどの連絡先は家の中の目につく場所に貼っておくとよい。

266. リストバンド

自分が外出先で薬が切れてうまく話せなくなったときや動けなくなったときに備えて、腕にリストバンドをするのはどうだろうか。リストバンドには名前・病名・病院名・主治医の名前・服用している薬などを書いておくといいかもしれない。洋服・バッグのわかりやすいところに、同様の内容を書いたカードを入れておいてもいい。

267. 薬の予備

　地震や台風、また火事などの災害には、いつ見舞われるかわからない。また一人暮らしならば、急に具合が悪くなって、予定通り病院に行き薬を入手できないこともある。そういうときに備えて常に数日分の予備の薬を用意しておくと安心できる。

268. 非常時の病院へのかかり方

　急に具合が悪くなった場合、主治医のいる遠くの病院に行くことはできない。また主治医がいつも病院にいるとは限らない。緊急時にはまず近くのかかりつけ医に連絡しよう。そのためには日頃から、自分の症状や薬の種類・量、状態などをかかりつけ医に報告しておく。かかりつけ医を大切にしよう。

269. 家族に薬のことを知らせておこう

　家族にも薬のことをある程度知らせておく。普段から薬の管理は自分でするのが当たり前で、家人にどういう薬をどのように飲んでいるかを詳しく話していないかもしれない。PD以外の病気で緊急搬送された場合、PDの薬について家人がどの程度知っているかによって、その後の処置などが違ってくる可能性がある。どんなときでもPD患者は薬を欠かすことができないのだから、薬のことが担当医師や家族にきちんと伝わらないと悪性症候群発症の可能性も否定できない。

語句説明

PD（パーキンソン病）
Parkinson's Diseaseの略。進行性の神経難病で脳内のドーパミンの不足が原因とされ、ふるえ、筋肉のこわばり、動作が遅い、姿勢保持障害を主な症状とする。根本的な治療法はまだ無く、ドーパミンを補うための内服治療が主である。

若年性PD
PDは60歳以上で発病することが多いが、40歳以下で発病したものを若年性PDという。普通のPDと違って薬がよく効き、進行も遅いのが特徴。家族性に発症する場合には遺伝子の異常が見つかることがある。

ジスキネジア
自分の思いとは無関係に手足が動いてしまう不随意運動の一種で、PD治療薬が効きすぎの状態のときに、身体がくねくねと動くことがある。L-ドーパによる副作用の一つ。

L-ドーパ（レボドパ）
PDでは脳内のドーパミンが不足しているので、それを内服で補うことが主な治療であるが、ドーパミンを飲んでもそのままでは脳内に入ることができないので、L-ドーパを経口投与で補う。

ドーパミンアゴニスト（アゴニスト）
ドーパミン受容体作動薬。脳内にあるドーパミンの受容体にドーパミンのように結合し作用を高める。病初期には単独で使われるが、病気が進行すればL-ドーパとの併用が主な治療となる。

オン
PD治療薬が効いているとき

オフ
PD治療薬が効いていないとき

DBS (脳深部刺激術　Deep Brain Stimulation)
脳内に微小電極を埋め込み、胸の刺激装置から弱い電流で刺激することによってPDの症状を改善する外科的治療法。この手術でPDが治るわけではないが、オフの症状改善、薬の減量などが期待できる。

著者自己紹介

あとうだ　としこ　
　17歳発症の若年性PDで発症以来44年になる。初発症状は歩行困難だった。23歳で大学時代の同級生と結婚、夫に恵まれる。いわゆる"社会経験"はなく、PDとともに少しずつ大人になる。Appleに参加し文章を書くことで初めて自分に自信がもてるようになった。
　PDは私を育てた"学校"であり、私が生きる社会でもある。

おかだ　よしこ　
　20代半ば発症の若年性PD。医師になってしばらくしてふるえが始まった。"細く長く"をモットーに病歴35年の現在も働けているのは、周囲の理解のお蔭と感謝している。患者と医師の間に立っていろいろなことを双方に伝えることができたらと思う。北陸と東京を毎週往復し、今後も元気なPD患者でありたいと願う。

きたむら　ともこ
　20代半ばに発症し、若年性PD歴30年。30歳を目前に仕事を辞め、その後は主婦業と母親業に専念しつつ、「明るいPD患者道」を模索している。夫にも恵まれ、社会から退いたとはいえ、働いていたときの縁で今もときおり仕事ができることがうれしい。趣味は、音痴でありながら周りの迷惑を顧みないカラオケ。

※本文中、それぞれの著者の個性が表れている項目には、上記のを付けた。

著者3人ともに同胞発症（兄弟姉妹のうち2人以上で同病を発症）であり、Parkin遺伝子の変異による常染色体性劣性遺伝性パーキンソン病であることが遺伝子検査で確定している（この遺伝形式では親子で発症することはない）。このタイプのPDは発病が10〜20代と早いこと、L-ドーパをはじめとするPD治療薬に対する反応がよく、長期にわたって反応性が持続すること、および進行が遅いことが特徴である。ゆえに病歴30年を超えてもQOLが割合によく保たれており、この長い病歴中に培ってきたさまざまな工夫が他のPD患者さんのみならず、今後の老人社会で生きる人たちやその介護に当たる人にも役に立つものと思う。

介護から：たかはし　ようこ
著者3人の友人。お父様がPD患者でその介護に携わったが、お父様が亡くなられた後もPD患者の活動に協力してくださる強い味方。

表紙絵：おおにし　はるよ
著者3人の友人でPD患者。写真、絵手紙を趣味とする。優しさと温かみを感じさせる彼女の作品のファンは多い。

本書は2010年4月初版発行のものを価格を下げてペーパーバック版にしたものです。
初版のものと内容の変更はしておりませんので、ご了承ください。

ペーパーバック版
オン・オフのある暮らし　パーキンソン病をしなやかに生きる

2018年12月20日　第1版　第1刷発行
2023年 4月 1日　第1版　第2刷発行

定価 1,100円（本体1,000円＋税10%）

著　者　あとうだとしこ
　　　　おかだよしこ
　　　　きたむらともこ

発行者　高原まゆみ
発行所　アルタ出版株式会社
　　　　http://www.ar-pb.com
〒166-0016　東京都杉並区成田西3-7-12
　　　　　　TEL：03-5790-8600
　　　　　　FAX：03-5790-8606

© T. Atouda, Y. Okada, T. Kitamura
ISBN978-4-901694-98-8 C0077

|JCOPY|＜(社)出版者著作権管理機構委託出版物＞
本書の無断複製（コピー）は著作権法上での例外を除き禁じられています。複写される場合は、
そのつど事前に(社)出版者著作権管理機構（電話 03-3513-6969／FAX 03-3513-6979／
e-mail：info@jcopy.or.jp）の許諾を得てください。